Thierno Baldé

**Répenser l'adoption des innovations organisationnelles**

Thierno Baldé

# Répenser l'adoption des innovations organisationnelles

Le cas de l'introduction d'un système de surveillance épidémiologique en Haiti

Presses Académiques Francophones

**Impressum / Mentions légales**

Bibliografische Information der Deutschen Nationalbibliothek: Die Deutsche Nationalbibliothek verzeichnet diese Publikation in der Deutschen Nationalbibliografie; detaillierte bibliografische Daten sind im Internet über http://dnb.d-nb.de abrufbar.
Alle in diesem Buch genannten Marken und Produktnamen unterliegen warenzeichen-, marken- oder patentrechtlichem Schutz bzw. sind Warenzeichen oder eingetragene Warenzeichen der jeweiligen Inhaber. Die Wiedergabe von Marken, Produktnamen, Gebrauchsnamen, Handelsnamen, Warenbezeichnungen u.s.w. in diesem Werk berechtigt auch ohne besondere Kennzeichnung nicht zu der Annahme, dass solche Namen im Sinne der Warenzeichen- und Markenschutzgesetzgebung als frei zu betrachten wären und daher von jedermann benutzt werden dürften.

Information bibliographique publiée par la Deutsche Nationalbibliothek: La Deutsche Nationalbibliothek inscrit cette publication à la Deutsche Nationalbibliografie; des données bibliographiques détaillées sont disponibles sur internet à l'adresse http://dnb.d-nb.de.
Toutes marques et noms de produits mentionnés dans ce livre demeurent sous la protection des marques, des marques déposées et des brevets, et sont des marques ou des marques déposées de leurs détenteurs respectifs. L'utilisation des marques, noms de produits, noms communs, noms commerciaux, descriptions de produits, etc, même sans qu'ils soient mentionnés de façon particulière dans ce livre ne signifie en aucune façon que ces noms peuvent être utilisés sans restriction à l'égard de la législation pour la protection des marques et des marques déposées et pourraient donc être utilisés par quiconque.

Coverbild / Photo de couverture: www.ingimage.com

Verlag / Editeur:
Presses Académiques Francophones
ist ein Imprint der / est une marque déposée de
OmniScriptum GmbH & Co. KG
Heinrich-Böcking-Str. 6-8, 66121 Saarbrücken, Deutschland / Allemagne
Email: info@presses-academiques.com

Herstellung: siehe letzte Seite /
Impression: voir la dernière page
**ISBN: 978-3-8381-7438-9**

Zugl. / Agréé par: Montréal, Université de Montréal, Thèse de doctorat, 2011

Copyright / Droit d'auteur © 2014 OmniScriptum GmbH & Co. KG
Alle Rechte vorbehalten. / Tous droits réservés. Saarbrücken 2014

# Table des matières

LISTE DES TABLEAUX ... 3

LISTE DES FIGURES ... 4

DÉDICACE ... 5

... 5

RÉMERCIEMENTS ... 6

... 6

CHAPITRE I : INTRODUCTION ... 7

CHAPITRE II : MÉTHODOLOGIE ... 14

  1- Stratégie de recherche pour la réalisation de la revue de la littérature ... 19

  2- Stratégie de recherche pour la mise à l'épreuve empirique du concept d'adoption ... 21

    2.1 Première période ... 22

    2.2 Deuxième période ... 23

    2.3 Troisième période ... 25

CHAPITRE III : ÉTAT DES CONNAISSANCES SUR L'ADOPTION DES INNOVATIONS ORGANISATIONNELLES ET SUR LES SYSTÈMES DE SURVEILLANCE ÉPIDÉMIOLOGIQUE ... 27

  1- L'adoption dans le processus de diffusion des innovations ... 27

    1.1 L'adoption des innovations selon Rogers ... 29

    1.2 L'adoption des innovations organisationnelles vue par d'autres auteurs ... 31

  2- Analyse de l'innovation à adopter : le système de surveillance épidémiologique ... 40

    2.1 Principales activités liées à la surveillance épidémiologique ... 42

    2.3 Leçons issues de l'analyse de la mise en œuvre des systèmes de surveillance épidémiologique ... 45

  3- La théorie de l'action sociale de Parsons ... 49

    3.1 Caractéristique «systémique» de l'action ... 49

    3.2 Les quatre sous-systèmes du système général d'action sociale ... 53

    3.3 Utilité de la théorie du système d'action sociale de Parsons ... 56

CHAPITRE IV : CADRE CONCEPTUEL DE MESURE DU NIVEAU D'ADOPTION DES INNOVATIONS ORGANISATIONNELLES ... 58

  1- Présentation du cadre conceptuel ... 58

  2- Opérationnalisation de la mesure du niveau d'adoption ... 66

    2-1 Composante stratégique de l'adoption ... 67

2-2 Composante logique de l'adoption ... 68
2-3 Composante normative de l'adoption ... 70
CHAPITRE V : ÉTUDE DE CAS PORTANT SUR L'INTRODUCTION D'UN SYSTÈME D'ACTION SOCIALE DE SURVEILLANCE ÉPIDÉMIOLOGIQUE EN HAÏTI ... 72
   1- Description des différents systèmes d'action sociale d'information sanitaires dans le contexte d'introduction de l'innovation ... 72
   2- Mesure du niveau d'adoption du système de surveillance épidémiologique ... 75
      2-1 Outils d'analyse pour la mesure du niveau d'adoption de l'innovation ... 75
      2-2 Résultats de l'analyse de la composante stratégique de l'adoption ... 76
      2-3 Résultats de l'analyse de la composante logique ou tactique de l'adoption ... 81
      2-4 Résultats de l'analyse de la composante normative de l'adoption ... 82
      2-5 Mesure proprement dite de l'adoption ... 85
   3- Validité de l'étude de cas ... 87
   4- Explication du niveau d'Adoption du système de surveillance épidémiologique ... 92
      4-1 Outils d'analyse pour l'explication du niveau d'adoption de l'innovation ... 92
      4-2 Analyse de l'articulation fonctionnelle entre les différents systèmes d'action sociale ... 95
CONCLUSION ... 100
RÉFÉRENCES ... 108
ANNEXES ... 116
   Grille de mesure pour l'évaluation du niveau d'adoption du projet de renforcement de la surveillance épidémiologique ... 116
   Tableaux expliquant l'articulation fonctionnelle entre les différents systèmes d'action sociale ... 122

# LISTE DES TABLEAUX

| | |
|---|---|
| **TABLEAU 1: CENTRALITÉ ET POSITION DU CONCEPT D'ADOPTION DANS LA LITTÉRATURE** | 35 |
| **TABLEAU 2: MESURE DU CONCEPT D'ADOPTION DANS LA LITTÉRATURE** | 38 |
| TABLEAU 3: LISTE DES ORGANISATIONS IMPLIQUÉES DANS LA DÉMARCHE D'ADOPTION | 74 |
| TABLEAU 4: VARIABLES RECHERCHÉES DANS LES DIFFÉRENTS SYSTÈMES D'ACTION | 94 |
| TABLEAU 5: CARACTÉRISTIQUES DES FONCTIONS DE RATIONALITÉ DES SYSTÈMES D'ACTION INVESTIGUÉS | 122 |
| TABLEAU 6: CARACTÉRISTIQUES DES FONCTIONS DE PRODUCTION DES SYSTÈMES D'ACTION INVESTIGUÉS | 123 |
| TABLEAU 7: CARACTÉRISTIQUES DES FONCTIONS D'ADAPTATION À L'ENVIRONNEMENT DES SYSTÈMES D'ACTION INVESTIGUÉS | 126 |
| TABLEAU 8: CARACTÉRISTIQUES DES FONCTIONS NORMATIVES DES SYSTÈMES D'ACTION INVESTIGUÉS | 128 |

# LISTE DES FIGURES

**FIGURE 1: CONCEPTUALISATION DE LA THÉORIE DE L'ACTION SOCIALE DE PARSONS PAR SICOTTE, CHAMPAGNE ET AL. (1998)**   60
**FIGURE 2: RÉCONCEPTUALISATION DU PROCESSUS D'ADOPTION SELON LA THÉORIE DE L'ACTION SOCIALE DE PARSONS**   65
**FIGURE 3: COMPOSANTE STRATÉGIQUE DE L'ADOPTION**   68
**FIGURE 4: COMPOSANTE LOGIQUE DE L'ADOPTION**   69
**FIGURE 5: COMPOSANTE NORMATIVE DE L'ADOPTION**   70

**DÉDICACE**

> À Neby mon épouse dont les sentiments et la présence me permettent d'avancer sereinement et en paix dans la vie

# RÉMERCIEMENTS

Mes sincères et profonds remerciements s'adressent à mes deux directeurs de thèse : François Champagne et Lambert Farand. Sans leurs judicieux conseils, contributions et supports, ce projet n'aurait pas vu le jour. Acceptez, à travers cet ouvrage qui est aussi le vôtre, l'expression de toute ma reconnaissance !

## CHAPITRE I : INTRODUCTION

Pour faire face aux nombreux défis et enjeux internes et externes auxquels elles sont généralement confrontées, la plupart des organisations tentent d'initier et de conduire différents projets de changement. Compte tenu de la nature éminemment complexe du fonctionnement des organisations en général, et plus particulièrement de celles qui interviennent dans le secteur de la santé, ces projets de changement sont souvent réalisés à travers l'introduction d'innovations organisationnelles. Ces innovations pouvant être un procédé, une procédure, une technologie, une stratégie, bref tout élément pouvant être perçu comme nouveau et porteur de changement.

Cependant, même lorsqu'elles sont introduites, ces innovations n'entraînent pas nécessairement les résultats et effets escomptés. Une des principales raisons évoquée pour expliquer ce phénomène est liée au fait que pour assurer son succès et sa réussite, tout projet de changement réalisé à travers l'introduction d'une innovation organisationnelle, doit nécessairement passer par un processus rigoureux et complexe de diffusion. Ce processus de diffusion étant composé de plusieurs étapes pouvant également être analysée et comprise sous forme de processus.

Le but des propos et réflexions contenus dans cet ouvrage consiste donc à explorer les différentes facettes et enjeux associés au processus de diffusion des innovations dans le but ultime de favoriser la production du changement dans les organisations en général et plus particulièrement les organisations intervenant dans le secteur de la santé.

Dans la littérature scientifique et dans la littérature grise portant sur le fonctionnement des organisations, la diffusion des innovations a été analysée selon plusieurs perspectives. Une de ces perspectives d'analyse porte sur l'objet même à l'origine du processus de diffusion, soit l'innovation technique, sociale ou sociotechnique introduite. Dans cette perspective, les auteurs mettent l'emphase sur la détermination des caractéristiques intrinsèques de l'innovation, sa technicité ou encore ses différents aspects innovants. Une autre perspective d'analyse de la diffusion des innovations porte sur l'approfondissement de la compréhension de ses différentes phases. Dans ce cas, les auteurs mettent l'emphase sur l'étude et l'analyse approfondie d'une ou plusieurs phases du processus de diffusion soit sous forme d'une étude cas unique ou d'une étude de cas multiples. Ces études de cas pouvant être analysée et expliquées à un ou plusieurs niveaux d'abstraction.

Toutefois, pour être suffisamment exhaustives et informatives, les analyses, portant autant, sur les caractéristiques intrinsèques et spécifiques de l'innovation, que sur les différentes phases de leur processus de diffusion, doivent également prendre en considération l'influence des acteurs mobilisés dans toutes les phases du processus de diffusion de l'innovation ainsi que les spécificités liées au contexte organisationnel dans lequel l'innovation est initiée et introduite.

Ceci étant, on pourrait donc être amené à inscrire les différents écrits publiés sur le processus de diffusion des innovations dans un cadre analytique à trois axes. Un premier axe portant sur l'analyse de l'innovation et ses caractéristiques propres et intrinsèques. Un deuxième axe s'intéressant aux différentes étapes ou phases du processus de diffusion de l'innovation et un troisième axe portant sur les acteurs et le contexte organisationnel d'introduction de cette innovation.

À la lumière des recherches entreprises dans le cadre de la préparation du présent ouvrage, très peu, pour ne pas dire aucune publication consultée, ne couvre simultanément ces trois axes analytiques. La plupart des publications et autres ouvrages consultés porte essentiellement sur un ou, tout au plus, deux de ces axes analytiques.

Ce faisant, pour combler cette absence d'exhaustivité analytique permettant de saisir certains enjeux associés au processus de diffusion des innovations permettant de favoriser ultimement le succès des projets de changement introduit, nous proposons d'effectuer dans le présent ouvrage, une réflexion approfondie portant simultanément sur les trois axes analytiques susmentionnés. Autrement dit, nous proposons d'analyser et de comprendre autant les différentes facettes et caractéristiques intrinsèques d'une innovation sociotechnique introduite pour générer un changement, que d'analyser et comprendre une des phases de son processus de diffusion et cela, tout en prenant en considération l'influence des acteurs mobilisés dans ce processus ainsi que les différents éléments du contexte dans lequel cette innovation est introduite.

L'innovation en question est un système d'informations sanitaires de nature épidémiologique. Il s'agit plus particulièrement d'un système de surveillance épidémiologique (SSE) dont le but consiste à développer et à mettre en place des outils, des mécanismes, procédés et procédures permettant aux acteurs intervenant aux différents échelons de gouvernance d'un système de santé d'avoir des informations valides et fiables pour accompagner leur processus de prise de décision. Réfléchi et conceptualisé par une équipe de chercheurs et praticiens en santé publique, ce système d'informations sanitaires de nature épidémiologique, que nous considérons ici comme une innovation organisationnelle sociotechnique, a été initié et introduit dans un système de santé d'un pays en développement, Haïti en l'occurrence, dans le cadre de programme de renforcement institutionnel fourni par la Banque Interaméricaine de Développement (BID).

À la suite de son initiation et de son introduction, l'innovation devrait être adoptée par les différents acteurs organisationnels intervenant dans le processus de collecte et de traitement des informations sanitaires de nature épidémiologique en Haïti.

Cette étape d'introduction de l'innovation offre donc une belle opportunité pour approfondir l'analyse et la compréhension d'une des phases du processus de diffusion, soit plus précisément, la phase d'adoption d'une innovation sociotechnique par différents acteurs organisationnels intervenant dans un système organisé d'action, soit celui du système de santé d'Haïti, qui constitue ici, le contexte d'introduction de l'innovation à l'étude.

À ce stade-ci, il est également important de noter que le contexte d'introduction de cette innovation sociotechnique organisationnelle est assez particulier. En effet, le système de santé d'Haïti, comme celui de nombreux autres pays aux ressources limitées, fait face à de nombreux défis sanitaires et organisationnels pour améliorer l'état de santé de sa population. L'analyse des indicateurs de santé de ce pays fait ressortir les niveaux les plus bas du continent américain. Tandis que la moyenne de l'espérance de vie des autres pays de la région va au-delà de 71 ans, la propagation des IST/VIH-Sida, la mortalité maternelle élevée, la faible de la prise en charge des maladies infectieuses, ainsi que l'aggravation de la mortalité infanto-juvénile ont contribué à réduire l'espérance de vie de la population haïtienne autour de 58 ans(OMS 2009). Du point de vue organisationnel, de nombreuses organisations internationales interviennent de façon non nécessairement coordonnée pour tenter d'infléchir la tendance des problématiques majeures de santé publique de la population haïtienne.

Toutefois, un diagnostic établi sur le fonctionnement du système de santé d'Haïti montre un cloisonnement entre les activités menées par ces différentes organisations internationales et celles menées par les structures du ministère de la Santé publique et de la population.

Devant ces défis sanitaires et organisationnels, le Ministère de la Santé publique et de la population (MSPP) avec l'appui de la Banque Interaméricaine de Développement (BID) ont initié, au milieu des années 2000, une démarche d'introduction d'un système de surveillance épidémiologique (SSE) dans les différents services et organisations du système de santé dans l'objectif ultime de favoriser un changement à travers une prise de décision éclairée et appropriée par les différents acteurs organisationnels intervenant dans le système de santé.

S'inspirant d'une recherche doctorale de santé publique menée dans le domaine particulier de l'organisation des services de santé, l'objectif général poursuivi dans le présent ouvrage consiste à mettre à contribution une approche théorique novatrice, la théorie de l'action sociale de Parsons, pour approfondir l'analyse et la compréhension du processus d'adoption des innovations organisationnelles dans le but ultime de favoriser l'introduction du changement dans les systèmes organisés d'action : organisations, systèmes d'organisations, systèmes de santé…..

À cet objectif général, s'ajoutent 4 objectifs spécifiques qui sont :

- Faire un état exhaustif des connaissances scientifiques et empiriques portant sur l'adoption des innovations organisationnelles
- Décrire les caractéristiques techniques intrinsèques et organisationnelles de l'innovation en question dans ce livre, soit un système de surveillance épidémiologique

- Démontrer la valeur ajoutée, la pertinence et la validité du cadre d'analyse du processus d'adoption proposé
- Explorer, avec une étude de cas, les différentes facettes et enjeux associés à l'utilisation de cette nouvelle conception de l'adoption

En apportant une contribution additionnelle sur la compréhension des enjeux associés au processus d'adoption des innovations pour favoriser le changement dans un ensemble d'organisations fonctionnant dans le cadre d'un système de santé, le contenu du livre vise en premier lieu la communauté des chercheurs intervenant en santé publique et dans le domaine plus particulier de l'organisation des services de santé. En second lieu, il vise les gestionnaires intervenant dans les systèmes de santé des pays en développement qui initient et mettent en œuvre ce type d'innovations dans le but ultime d'obtenir des informations valides et fiables pour accompagner leur processus de prise de décision dans leur pratique courante.

Ayant donc une double visée conceptuelle et pratique, l'ouvrage est divisé en deux parties distinctes. La première partie méthodologique et conceptuelle permet de revisiter le concept d'adoption et d'organisation des systèmes d'informations sanitaires de nature épidémiologique tel que présentés et traités dans la littérature académique et dans la littérature grise. Cette première partie comprend aussi une section de présentation et d'explication sommaire de la théorie de l'action sociale de Parsons utilisée pour repenser et reconceptualiser le processus d'adoption des innovations organisationnelles.

La deuxième partie présente les résultats issus de la mise à l'épreuve empirique de la reconception du processus d'adoption des innovations élaborée tout au long de la première section et qui est traduite à travers l'initiation, l'introduction et la diffusion du système de surveillance épidémiologique en Haïti.

L'ouvrage se termine, enfin, par une conclusion qui permettra au lecteur de faire un lien entre le contenu des différentes sections tout en faisant ressortir les principaux aspects de rigueur et de validité associés ainsi que les pistes à explorer pour les travaux de recherche et de pratique futures.

## CHAPITRE II : MÉTHODOLOGIE

Pour revisiter et comprendre adéquatement la notion d'adoption d'une innovation organisationnelle dans un processus de diffusion des innovations permettant de produire ultimement le changement, nous planifions utiliser une stratégie de recherche qui consiste à faire une analyse, voire plus précisément, une clarification de concept.

L'analyse du concept est une stratégie de recherche de type inductif (Formarier 2009), dont l'objectif consiste à mieux cerner un concept donné. Par définition, le concept constitue une représentation cognitive complexe de la réalité perçue (Chinn and Kramer 1991). Il dispose de caractéristiques intrinsèques et d'attributs propres qui lui permettent d'être différencié des autres concepts ou des autres unités de représentation intellectuelle. Le concept peut désigner aussi bien des entités facilement observables empiriquement, que des entités qui ont un niveau d'abstraction plus élevé et dont la compréhension nécessite des opérations mentales plus complexes.

Ayant fait l'objet d'utilisation diverse et variée tout le long de l'histoire de la science, le concept constitue l'unité de base à partir de laquelle se construisent les sciences, les lois, théorie, et autres modèles théoriques. Son rôle et son utilité dans l'organisation de la science sont évoqués depuis la période aristotélicienne (Auroux 1990). Durant le Siècle des lumières, certains philosophes, comme Descartes ou encore Kant ont contribué à l'évolution de la compréhension du concept en tentant, d'une part, d'expliquer l'intérêt porté à son analyse à travers l'évolution de la société et le développement du savoir au $16^{ème}$ et au $17^{ème}$ siècles et en essayant, d'autre part, de fournir une distinction entre ce qui constitue un concept, une idée, ou encore une intuition. Pour ces philosophes, contrairement à *l'idée et à l'intuition* qui constituent des représentations singulières de la réalité, la notion de concept fait quant à elle, recourt à une opération mentale plus abstraite qui tend à rendre universel, les connaissances et perceptions posées sur un objet (Formarier 2009).

Toutefois, bien que l'intérêt porté à l'analyse des concepts remonte à plusieurs siècles, il est admis que la compréhension contemporaine de ce courant scientifique de recherche reste principalement liée au développement des théories sur la formation en psychologie, en anthropologie cognitive et plus récemment dans le domaine des sciences infirmières. Ce faisant, la stratégie de recherche d'analyse du concept retenue pour la réalisation de cet ouvrage s'inscrit donc dans le courant de recherche initié par Wilson (1963) et approfondie par la suite par d'autres auteurs tels que Walker et Avant (1988), Chinn et Krammer (1991), Morse (1995, 1996), Rodgers (2000) dans le domaine de la psychologie et des sciences infirmières.

L'approche d'analyse du concept proposée au départ par Wilson, suggère en effet l'utilisation d'une stratégie de recherche de type « Étude de cas unique» pour identifier les origines, les antécédents et les attributs d'un concept donné, mais aussi pour élaborer des « cas modèles du concept», des « cas contraires » ainsi que des « cas voisins » qui permettent de mieux cerner les différentes dimensions mobilisées pour expliquer le concept à l'étude. Toutefois malgré sa relative validité pragmatique ainsi que son importante utilisation (Formarier 2009), cette première stratégie d'analyse des concepts proposée par Wilson (1963) a été remise en question par certains auteurs en raison de sa faible validité conceptuelle ainsi que son pouvoir explicatif relativement limité. À ce propos, ces auteurs considèrent que les conclusions tirées de cette approche analytique ne peuvent être rapportées que sur le « cas unique » et les quelques « cas modèles » et autres « cas contraires et voisins » qui ont été mobilisés pour effectuer l'analyse(Morse 1995, Morse, Mitcham et al. 1996, Rodgers 2000). Ils estiment que la méthode de Wilson ne permet pas de saisir toute la complexité et toutes les manifestations qui peuvent être associées au concept analysé.

Ainsi, pour faire face à cette « faiblesse », une auteure de ce courant progressiste suggère une autre approche méthodologique d'analyse du concept orientée vers l'utilisation de méthodes d'analyse qualitative qui permettent de saisir et de tenir compte de la pluralité des différentes manifestations associées au concept analysé (Morse 1995). L'utilisation de ces méthodes qualitatives passe par la réalisation de revues critiques de la littérature, la mobilisation de théories plus appropriées pour réexpliquer les concepts à l'étude ainsi que par la mise à l'épreuve empirique de ces nouveaux concepts à travers la réalisation d'études de cas (Morse 1995).

Par ailleurs, en s'appuyant sur le niveau de « maturité » du concept issu de l'évaluation de l'état d'avancement des connaissances, cette approche méthodologique permet également d'effectuer plusieurs types d'analyse de concept. La « maturité » du concept étant définie selon l'exhaustivité de la définition attribuée au concept, la précision de ses caractéristiques, ainsi que des outils permettant d'effectuer sa mesure (Morse, Mitcham et al. 1996).

Plus précisément, l'approche méthodologique de Morse stipule que lorsque l'on effectue une revue exhaustive de la littérature sur un concept donné, et que l'on arrive à la conclusion que le concept à analyser reste encore nébuleux et insuffisamment expliqué, il est dans ce cas utile d'effectuer une analyse de développement du concept. Dans un autre cas de figure, lorsque plusieurs concepts sont utilisés de façon interchangeable dans la littérature pour exprimer et caractériser le même phénomène, alors une analyse de différenciation des concepts serait pertinente à effectuer. Également lorsqu'un concept fait l'objet de plusieurs écrits dans la littérature, mais qu'une observation plus fine de ces écrits fait ressortir une certaine confusion et un manque de précision sur l'utilisation et la mesure d'un concept donné, alors une analyse de clarification du concept peut être effectuée.

C'est précisément ce dernier type d'analyse de concept que nous comptons mettre à contribution dans cet ouvrage afin de clarifier un concept qui a certes fait l'objet d'un certain traitement dans la littérature académique et grise, mais qui demeure néanmoins imprécis dans son utilisation et parfois insuffisamment approfondi. Comme mentionnée antérieurement, cette stratégie de recherche s'avère utile à appliquer lorsqu'après avoir effectué une revue exhaustive de la littérature, l'on s'aperçoit d'une large utilisation d'un concept, mais que cette utilisation n'est ni précise, ni nette et qu'elle réfère à plusieurs choses à la fois.

Dans le but de faire une analyse de clarification du concept d'adoption, nous allons donc procéder dans un premier temps à une revue exhaustive de la littérature. Avec les études retenues à partir de critères et stratégies préétablis, nous allons chercher à faire ressortir les différentes caractéristiques du concept d'adoption, la façon dont il est expliqué, analysé et parfois mesuré. Suite à cette étape, nous tenterons de réexpliquer autrement ce concept en ayant cette fois recours à une théorie qui offre des pistes plus intéressantes en matière d'intégration conceptuelle et dont le potentiel ontologique reste assez étendu. Au terme de cet exercice, nous mettrons également à l'épreuve des faits le concept d'adoption revisité dans la partie théorique de l'ouvrage à travers une étude de cas. Le cadre de cette mise à l'épreuve empirique sera un projet d'introduction d'un système de surveillance épidémiologique dans le système d'informations sanitaires d'Haïti.

La rigueur et la validité de l'ensemble de cette stratégie de recherche dépendront de l'exhaustivité de la revue de la littérature effectuée, la qualité de la théorie mobilisée pour fournir des éléments permettant de mieux réexpliquer le concept d'adoption ainsi la qualité des études de cas effectuées dans le cadre de la mise à l'épreuve empirique du concept.

Ainsi, dans les pages qui suivent, nous présentons dans un premier temps les différentes stratégies utilisées pour la réalisation des différentes revues de la littérature effectuées pour la réalisation de l'ouvrage, et dans un deuxième temps, les différents aspects liés à la réalisation opérationnelle du processus d'introduction d'un projet de système de surveillance épidémiologique en Haïti.

## 1- Stratégie de recherche pour la réalisation de la revue de la littérature

Les sources de documentation les plus utilisées pour effectuer une revue exhaustive de la littérature sont la recherche documentaire à partir des bases de données spécialisées dans un domaine particulier des connaissances (Medline, PubMed, Embase, CINHAL) ou encore l'exploitation des références bibliographiques de documents ou d'auteurs considérés comme incontournables dans un champ de connaissance donné ou encore de documents synthèses portant sur le sujet de connaissance (Hart 2001, Ridley 2008).

L'avantage de l'exploitation des bases de données spécialisées réside dans leur portée et leur étendue qui demeurent relativement importantes ainsi que dans leur mise à jour régulière. Tandis que l'exploitation des références bibliographiques d'auteurs reconnus dans un domaine donné ou de documents fondateurs d'une discipline permet d'avoir une vision assez exhaustive et précise du domaine de connaissance exploré. L'utilisation de ce deuxième moyen pour la réalisation de la recension de la littérature n'a certes pas l'avantage de la mise à jour régulière dont disposent les bases de données documentaires électroniques, mais il constitue un des moyens les plus utilisés lorsqu'on cherche à connaître l'étendue des écrits dans un champ de connaissance très précis, qui est relativement nouveau et qui n'est pas suffisamment approfondi. Pour les champs de connaissance ayant ces caractéristiques, certains auteurs suggèrent donc d'effectuer une exploitation initiale des livres et textes-clés portant sur le sujet de recherche avec leur référence, avant d'envisager l'utilisation des bases de données bibliographiques électroniques (Cooper 1998, Broome 2000, Hart 2001, Machi and McEvoy 2009).

Ce faisant, en utilisant et en combinant ces deux stratégies, nous avons été en mesure de réaliser une revue exhaustive de la littérature sur le concept d'adoption. Nous avons d'abord exploité des textes et documents fondateurs portant sur le concept d'adoption, ainsi que des écrits des auteurs-clés qui ont élaboré sur ces sujets. À la suite de cette première démarche, nous avons effectué des recherches dans des bases de données bibliographiques afin de compléter les informations colligées lors de la première étape. Les études qui ont été retenues à travers cette recherche furent analysées afin de faire ressortir la conception et la compréhension qu'ils accordaient au phénomène d'adoption des innovations. Plus spécifiquement, il s'agissait de faire ressortir la position, l'importance et la centralité du concept d'adoption dans le processus de diffusion des innovations, ainsi que la façon le concept d'adoption est mesuré dans la littérature en théorie des organisations. Au terme de cet exercice, la théorie de l'action sociale de Parsons a été mobilisée pour réexpliquer de façon plus appropriée le concept d'adoption dans le processus d'introduction du changement organisationnel. En nous appuyant toujours sur cette approche théorique, une grille de mesure de l'adoption fut également élaborée et testée dans le cadre de l'introduction d'un projet de système de surveillance épidémiologique en Haïti.

## 2- Stratégie de recherche pour la mise à l'épreuve empirique du concept d'adoption

Pour la mise à l'épreuve empirique du concept d'adoption revisité dans cet ouvrage, nous allons réaliser une étude de cas unique avec deux niveaux d'analyse imbriqués (Yin 2003). Cette étude a été effectuée entre mars 2006 et décembre 2007. Ce type de stratégie d'étude est généralement indiqué lorsqu'il est utile et pertinent d'expliquer ou de prévoir des phénomènes complexes. Le cas à l'étude était le système de surveillance épidémiologique qui a été analysé dans un premier temps à un niveau organisationnel, puis dans un second temps à un niveau interorganisationnel plus systémique. Le premier niveau organisationnel concernait les différentes structures impliquées dans la production et le traitement de l'information sanitaire de nature épidémiologique en Haïti. Le passage de ce premier niveau d'analyse à un second niveau d'analyse plus systémique et interorganisationnel nous a permis de faire ressortir les liens existants entre différentes organisations exerçant aussi bien au niveau national, que départemental et local du système de santé. Sur la base des instruments de collecte élaborés à partir de l'approche théorique mobilisée pour la réalisation de cet ouvrage, nous avons effectué une trentaine d'entrevues avec les membres-clés des organisations impliquées dans le processus d'introduction du système de surveillance épidémiologique. D'une durée d'environ deux heures, ces entrevues étaient de nature semi structurée et comprenaient des questions ouvertes relatives au processus de changement initié à travers la mise en place du système de surveillance épidémiologique et à la dynamique de son adoption. Le questionnaire utilisé pour guider ces entrevues est présentée en annexe du présent ouvrage. Ces entrevues ont été complétées par une démarche d'observation participante au sein de l'équipe de la direction de l'épidémiologie et de la recherche du ministère de la santé pendant 4 mois, ainsi que par une analyse des principaux documents élaborés sur cette problématique.

De façon rétrospective et d'un point de vue plus empirique, nous pouvons diviser notre séjour de recherche de 4 mois sur le terrain en trois périodes bien distinctes. La première période, est celle des prises de contact, de l'identification des partenaires et de la préparation des entrevues; la deuxième est celle de la réalisation de la première série d'entrevues tandis que la troisième et dernière période fut celle de la transcription des entrevues et de la réalisation d'une autre série d'entrevues auprès de nos informateurs-clés.

## 2.1 Première période

En Haïti, nos deux principaux contacts étaient certains membres de l'Université d'État d'Haïti (le programme de maîtrise en gestion des services de santé) et les responsables du projet MSPP/BID qui avaient initié le projet mère de renforcement de l'épidémiologie en Haïti. Après une brève présentation de notre projet de recherche et dans le but de recueillir les informations dont nous avions besoin (volet de collecte des données relatif à l'observation participante), les autorités compétentes du ministère en l'occurrence le directeur général, nous avait permis de travailler avec la direction d'épidémiologie, laboratoire et de recherche (DELR). Cette direction était censée s'approprier et mettre en œuvre le système de surveillance épidémiologique avec l'appui du projet MSPP/BID et l'équipe de chercheurs ayant élaboré le contenu du projet de surveillance épidémiologique.

Étant donné que notre but était de comprendre le processus de réorganisation du système d'informations sanitaires et que les dernières activités relatives à ce projet remontaient déjà à plusieurs mois, il nous a semblé opportun d'organiser avec la direction d'épidémiologie, une réunion avec tous les partenaires impliqués dans le processus. Cette première réunion devait nous permettre de présenter notre projet de recherche aux différents partenaires que nous voulions rencontrer et de leur rappeler les principales composantes du projet d'introduction du SSE depuis son initiation en mars 2006.

Cette première réunion s'est déroulée à la fin du mois d'août 2007 et avait vu la participation active de différents partenaires organisationnels que nous désirions rencontrer. Durant cette rencontre, nous avons présenté notre projet de recherche, ainsi que le projet de renforcement de l'épidémiologie à travers l'introduction du système de surveillance épidémiologique. Les échanges qui ont suivi cette présentation nous permirent de nous faire une première idée globale sur l'adoption du projet par les différents partenaires.

Tirant profit de la présence de nombreux partenaires organisationnels visés par notre recherche, nous avons pu établir un premier contact avec la plupart d'entre eux. Cette démarche s'est avérée par la suite utile, car pendant les rencontres individuelles qui ont suivi à la deuxième période, les personnes rencontrées semblaient plus ouvertes et plus à l'aise avec le sujet que l'on cherchait à comprendre.

## 2.2 Deuxième période

Durant la deuxième période de notre séjour, tout en continuant la démarche d'observation participante avec l'équipe de la DELR pour mieux cerner leur vision et les différents enjeux associés à l'introduction du système de surveillance épidémiologique en Haïti, nous avons rencontré tous les partenaires organisationnels impliqués dans ce projet de réorganisation du système d'information sanitaire haïtien.

Au total, nous avons effectué 19 entrevues semi-structurées d'environ deux heures avec les responsables des différentes organisations qui interviennent directement ou indirectement dans le système d'information sanitaire en Haïti. À noter que durant cette première série d'entrevues, nous avons adopté une stratégie d'échantillonnage type « boule-de-neige » pour rencontrer toutes les personnes qui auraient pu nous éclairer aussi bien sur la problématique organisationnelle du système d'information, que sur l'organisation du système de santé et le rôle de certaines organisations internationales. Cette stratégie d'échantillonnage consiste à rajouter à un noyau d'informateurs-clés initialement identifiés, d'autres individus détenteurs d'informations pertinentes et qui sont en relation de travail avec les premiers informateurs.

Deux principales thématiques ont été abordées durant les entrevues. La première se penchait sur le rôle et la place des acteurs organisationnels rencontrés, dans le système d'information sanitaire et dans le système de santé; la nature et l'état de la collaboration entre ces différentes organisations et la fonctionnalité du SIS national. La deuxième thématique cherchait à retrouver les éléments des différentes fonctions des systèmes d'informations sanitaires mis en place par ces organisations.

Parallèlement à la réalisation de ces entrevues, nous avons eu l'opportunité de prendre part à un atelier regroupant à la fois la direction centrale en charge de l'épidémiologie (DELR) et les épidémiologistes des dix départements sanitaires du pays. Ce fut une occasion opportune pour passer un questionnaire et d'en discuter par la suite avec les dix épidémiologistes départementaux. Ce questionnaire portait plus spécifiquement sur le flux des informations sanitaires, ainsi que sur l'état de la fonctionnalité du SIS au niveau des dix directions départementales de la santé du pays.

Suite aux informations obtenues pendant cette deuxième période, nous avons jugé utile de compléter ces informations par d'autres données émanant du niveau départemental. Cette décision fut motivée par le fait qu'après avoir fait le tour des organisations qui interviennent au niveau national, nous avons estimé qu'il aurait été également pertinent de compléter notre compréhension de ces phénomènes en collectant d'autres informations au niveau départemental. Nous avons donc mené des entrevues à la direction départementale de la santé du Nord (département du Cap-Haïtien) auprès du directeur départemental, l'épidémiologiste départemental et les infirmières responsables des programmes de lutte contre certaines maladies. Nous avons également procédé à des entrevues au niveau d'un hôpital départemental (Hôpital Sacré-cœur de Millot) qui faisait également office d'UCS (Unité Communale de Santé).

Donc, si la première période était celle de la prise de contact et de préparation du terrain, cette deuxième période fut celle de la collecte active des informations aussi bien au niveau central, départemental que local.

## 2.3 Troisième période

Après la première phase de collecte des données, nous avons procédé à la transcription de quelques entrevues ainsi qu'à la lecture des notes prises lors des phases d'observations participantes. Les transcriptions et les analyses préliminaires nous ont ainsi éclairées sur certains sujets sur lesquels il était nécessaire de collecter des informations additionnelles. Ces informations additionnelles étaient plus spécifiquement en lien avec la thématique de la mesure de l'adoption du projet de surveillance épidémiologique par les acteurs organisationnels directement concernés.

Toutefois, avant d'entreprendre cette deuxième collecte et sur l'initiative de la DELR, nous avons organisé une autre réunion des partenaires afin de stimuler davantage les échanges et pour qu'ils se positionnent sur l'adoption du projet de système de surveillance. Le directeur général du ministère de la santé (appui politique majeur) et d'autres acteurs organisationnels qui étaient absents lors de la première rencontre ont participé à la seconde.

À la suite de cette deuxième réunion, nous avons rencontré pour une deuxième fois l'essentiel des acteurs qui étaient directement en lien avec le projet de surveillance épidémiologique depuis le début du processus de recherche. Avec cette étape, nous avons par ailleurs eu l'occasion de compléter ou recouper les informations que nous avions collectées antérieurement. Ce dernier exercice fut très éclairant de ce point de vue.

Dans une logique de restitution, nous avons organisé, à la fin de notre séjour de recherche, une dernière rencontre de travail avec les membres de l'équipe de la direction de l'épidémiologie et de la recherche afin de leur faire part de la façon dont la recherche s'était globalement déroulée ainsi que pour leur fournir un aperçu des résultats préliminaires auxquels nous étions parvenus.

Avec la présentation de ce chapitre méthodologique, nous allons présenter dans le chapitre qui suit une revue de l'état actuel des connaissances portant autant sur l'adoption et la diffusion des innovations que sur l'élaboration et l'organisation des systèmes de surveillance épidémiologique. Mentionnons que cette revue des connaissances fut effectuée en utilisant la stratégie de recherche présentée plus tôt dans ce chapitre méthodologique.

# CHAPITRE III : ÉTAT DES CONNAISSANCES SUR L'ADOPTION DES INNOVATIONS ORGANISATIONNELLES ET SUR LES SYSTÈMES DE SURVEILLANCE ÉPIDÉMIOLOGIQUE

## 1- L'adoption dans le processus de diffusion des innovations

L'adoption constitue une étape dans le processus d'introduction et de diffusion des innovations. Dans l'œuvre majeure et pionnière de Rogers portant sur la diffusion des innovations, l'innovation est définie comme étant toute idée, objet ou pratique pouvant être considéré comme nouvelle par l'entité en charge de son adoption et de sa diffusion (Rogers, 2003).

Le processus de diffusion des innovations a fait l'objet de plusieurs études et publications et ce, dans plusieurs disciplines scientifiques. L'étude de Ryan et Gross (1943) portant sur le processus de diffusion des « graines de maïs hybrides » par des agriculteurs en Iowa constitue le point de départ de ces études. Avec ces débuts prometteurs dans le domaine de la sociologie rurale, le champ de connaissance et de recherche portant sur la diffusion des innovations s'est, par la suite, élargi dans plusieurs autres disciplines scientifiques telles l'éducation, la communication, la santé publique et la sociologie médicale ou encore la gestion des organisations. Les principales problématiques de recherche abordées dans ces disciplines de connaissance portent sur l'identification des variables favorisant la diffusion des innovations auprès des individus et des organisations, le taux d'adoption de ces innovations et les facteurs expliquant ce taux, ou encore la précision du rôle et de l'influence des différents canaux de communication associés au processus de diffusion.

Avec le nombre important de publications scientifiques portant sur la diffusion des innovations, l'établissement de normes, de règles et d'approches de recherche partagées par plusieurs auteurs et chercheurs exerçant dans diverses disciplines scientifiques, on peut dire sans risque de se tromper, que la diffusion des innovations constitue maintenant un paradigme de recherche scientifique à part entière.

Cependant bien que constituant un paradigme scientifique bien établi avec des règles et des normes, une réflexion plus poussée nous amène à penser que certaines thématiques abordées dans le processus de diffusion des innovations méritent encore une analyse plus approfondie. Nous faisons ici principalement référence à la thématique associée à l'adoption des innovations organisationnelles. Ce constat s'explique par le fait que la plupart des publications portant sur l'analyse des différentes phases du processus de diffusion des innovations porte presqu'exclusivement sur l'approfondissement de la compréhension des phases d'élaboration, de conception et d'implantation de ces innovations. Dans ces publications, comme nous le verrons plus en détail dans ce chapitre, l'étape d'adoption a souvent été traitée de façon simpliste et marginale, comme une étape simple et ponctuelle dans le processus de diffusion des innovations.

Or, l'expérience que nous avons vécue dans le cadre de l'introduction d'un système de surveillance épidémiologique dans le système de santé d'Haïti nous démontre que l'adoption d'une innovation sociotechnique organisationnelle peut être plus qu'une simple étape décisionnelle ponctuelle. Avec une plus grande acuité réflexive, l'adoption pourrait en effet être analysée et comprise comme un processus, à part entière dans la diffusion des innovations. Ce processus pouvant, de surcroît, être complexe, dynamique, récursif et influencer de façon déterminante l'issue finale du processus de diffusion de l'innovation introduite. Mais avant d'aller plus loin dans cette reconception de l'adoption, nous allons présenter comment Rogers et certains auteurs s'intéressant à l'étude et à l'analyse de la diffusion des innovations traitent et présentent l'étape d'adoption dans le processus de diffusion des innovations.

## 1.1 L'adoption des innovations selon Rogers

Dans ces différents écrits, Rogers présente deux principaux modèles analytiques qui expliquent et précisent les principales phases associées à tout processus de diffusion des innovations.

En mettant initialement un accent particulier sur les individus et en considérant ces derniers comme la principale unité d'analyse visée par le processus de diffusion des innovations, le premier modèle identifie 5 phases linéaires et successives pour expliquer le processus de diffusion des innovations.

- Une première phase **de connaissance** au cours de laquelle un individu, l'unité d'analyse visée, est exposé à l'innovation et ses caractéristiques incluant ses avantages et inconvénients
- Une deuxième phase **de persuasion** au cours de laquelle l'individu développe et acquiert une attitude favorable ou défavorable envers l'innovation
- Une troisième phase **de décision** qui survient lorsque l'individu initie et réalise des activités qui conduisent au choix d'adopter ou de rejeter l'innovation
- Une quatrième phase **d'implantation** au cours de laquelle l'individu utilise ou met en pratique l'innovation
- Et une cinquième phase **dite confirmation** pendant laquelle l'individu renforce l'appropriation et l'utilisation de l'innovation.

Avec ces différentes phases, on note aisément que l'étape de l'adoption des innovations se trouve incluse dans la troisième phase du processus de diffusion des innovations soit à la phase de prise de décision. Dans ce modèle, l'adoption est donc considérée comme une étape ponctuelle incluse dans la phase de prise de décision devant conduire à la poursuite, ou à la non poursuite de la diffusion de l'innovation et ce, une fois la phase de persuasion terminée. Avec ce premier modèle linéaire et direct de diffusion des innovations auprès des individus, on constate donc que l'adoption est considérée comme une étape décisionnelle ponctuelle prise après la phase de persuasion et dont le résultat dichotomique se traduit par une adoption ou par un rejet.

Suite à ce premier modèle, et au regard de l'expansion des études portant sur la diffusion des innovations dans d'autres disciplines, Rogers introduit un changement dans l'unité d'analyse ou structure visée par la diffusion des innovations. En effet, du modèle considérant l'individu comme principale unité d'analyse visée par l'innovation, il est passé à un autre modèle qui analyse et explique la diffusion de l'innovation non pas auprès d'un individu, mais plutôt dans une organisation. Par organisation, on entend ici toute entité structurée regroupant des personnes et des ressources évoluant dans un environnement donné et qui agissent en commun pour atteindre des buts et des objectifs partagés. Ce faisant, ce deuxième modèle considère l'organisation au sein de laquelle est introduite l'innovation comme étant la principale unité d'analyse d'adoption et de diffusion.

Contrairement au précédent modèle, ce second modèle de Rogers subdivise le processus de diffusion des innovations dans les organisations en un nombre plus restreint de phases, soit principalement deux.

- Une première phase **d'initiation** de l'innovation qui comprend les activités associées à l'identification des besoins de l'organisation qui nécessite l'introduction d'une innovation ainsi que les activités permettant d'analyser

la justesse et l'adéquation entre les problèmes identifiés et les caractéristiques de l'innovation proposée.
- Une deuxième phase **d'implantation** de l'implantation au cours de laquelle l'innovation est modifiée ou redéfinie selon les besoins réels de l'organisation afin d'être finalement utilisée sur une base régulière et routinière.

Dans ce deuxième modèle de diffusion des innovations qui, il faut le dire, est également linéaire et directe, l'étape d'adoption se situe à la fin de la première phase du processus soit la phase d'initiation. Elle est présentée, tout comme dans le premier modèle, comme un acte décisionnel ponctuel aboutissant à deux scénarios possibles: soit une démarche d'implantation de l'innovation si la décision prise par l'organisation est de l'adopter, soit un rejet de l'innovation en cas de non-adoption.

## 1.2 L'adoption des innovations organisationnelles vue par d'autres auteurs

En plus de cette conception linéaire et directe de l'adoption à l'issue essentiellement dichotomique présentée dans les deux modèles de Rogers, force est de constater qu'il existe aussi une certaine confusion conceptuelle sur la façon dont l'adoption est abordée et comprise par la plupart des autres auteurs qui s'intéressent à l'analyse du processus de diffusions des innovations. Cette confusion conceptuelle porte plus spécifiquement sur l'explication, la centralité, la mesure, ainsi que la position attribués par ces différents auteurs à l'adoption des innovations organisationnelles. Dans les sections qui suivent, nous allons étayer avec des références bibliographiques précises le contenu et la portée de cette assertion.

*Explication et position de l'adoption dans le processus de diffusion des innovations: l'adoption vue comme une étape décisionnelle et un phénomène ponctuels*

Malgré l'introduction d'analyse de type processuel qui fait appel à la notion de temporalité dans l'analyse et la compréhension de phénomènes organisationnels, l'adoption quant à elle, a été considérée par la plupart des auteurs s'intéressant à l'étude de la diffusion des innovations comme un phénomène ponctuel et symbolique généralement inclus dans la phase de prise de décision qui accompagne tout processus de diffusion d'une innovation. Dans la description des phases d'initiation et d'implantation qu'ils associent à tout processus de diffusion des innovations organisationnelles, Zaltaman, Duncan et Dolbec considèrent l'adoption comme une sous-étape décisionnelle faisant partie de la première phase du processus de diffusion des innovations soit la phase d'initiation (Zaltman, Duncan et al. 1973). Dans l'étude qui porte sur la capacité d'introduire et de conduire le changement dans les organisations de santé, Champagne (2002) conceptualise également l'adoption comme un choix à faire lors de la phase de prise de décision. Cette compréhension et conception de l'adoption est similaire à celles présentées dans les deux modèles de diffusion des innovations de Rogers (2003) présentés ci-dessus ainsi que celles présentées aussi par plusieurs autres auteurs qui estiment que l'adoption constitue une étape ponctuelle dans le processus de diffusion des innovations et qui est généralement incluse de la phase de prise de décision devant conduire à une acceptation de l'innovation (adoption) ou à son rejet (non adoption) (Hage and Aiken 1970, Rogers and Shoemaker 1971, Zaltman and Brooker 1971, Zaltman, Duncan et al. 1973, Van de Ven and Rogers 1988, Van de Ven, Angle et al. 1989).

*Position et importance accordée à l'adoption dans le processus de diffusion des innovations*

Bien que la position de l'adoption en tant qu'étape ponctuelle incluse dans la phase de prise de décision lors du processus de diffusion des innovations soit largement partagée dans la littérature scientifique et grise, il n'en demeure pas moins que sa position chronologique ainsi que son importance dans le processus de diffusion des innovations restent abordées de façon très variable par les différents auteurs qui traitent de ce sujet.

En effet, dans un premier cas de figure qui regroupe la plupart des auteurs s'intéressant à l'analyse du processus de diffusion des innovations, certains auteurs considèrent l'adoption comme une sous-étape d'une des principales étapes du processus de diffusion des innovations. Dans ce cas, les auteurs considèrent l'adoption comme une sous-étape incluse soit dans l'étape de prise de décision du processus de diffusion des innovations (Hage and Aiken 1970, Rogers and Shoemaker 1971, Zaltman and Brooker 1971, Zaltman, Duncan et al. 1973, Van de Ven and Rogers 1988, Van de Ven, Angle et al. 1989) ou soit dans l'étape d'implantation de ce processus (Wilson 1966, Kwon and Zmud 1987, Leonard-Barton 1988, Lindquist and Mauriel 1989, Marcus and Weber 1989, Lewis and Seibold 1993, Sicotte, Moreault et al. 2004, Sicotte, Farand et al. 2005).

Dans le deuxième cas de figure, les auteurs considèrent l'adoption non pas comme une sous-étape, mais plutôt comme une étape à part entière du processus de diffusion des innovations et ce, à l'instar d'autres étapes du processus telles les étapes d'expérimentation, d'initiation, d'implantation ou encore de routinisation (Shepard 1967, Robertson 1971, Pelz 1985, Rogers 2003).

Enfin, dans le troisième cas de figure marginal et comprenant peu d'auteurs comparativement aux deux premiers cas de figure, on retrouve des auteurs qui vont plus loin dans l'importance qu'ils accordent à la phase d'adoption des innovations. Damanpour (1991) estime dans sa méta-analyse portant sur les déterminants de la diffusion des innovations organisationnelles, que l'adoption constitue non pas une sous-étape ou une étape dans la diffusion des innovations, mais plutôt un processus permettant de changer les organisations et qui incluent d'emblée toutes les phases du processus de diffusion de l'innovation :

> «... The adoption of innovations is concieived to encompass the generation, the development, and the implementation of new ideas and behaviors... »
> (Damanpour 1991).

Cette approche large et englobante de l'adoption est également endossée par d'autres auteurs qui incluent dans la phase d'adoption de l'innovation, autant la phase d'initiation que la phase d'implantation (Marino 1982, Zmud 1982). Cette vision large portée à l'adoption contraste donc avec les positions des autres auteurs cités précédemment qui considèrent l'adoption comme une étape ou une sous-étape dans la diffusion des innovations.

Le tableau suivant présente une synthèse des visions des différents auteurs sur la centralité et la position de l'adoption.

Tableau 1: Centralité et position du concept d'adoption dans la littérature

| Auteurs | Place de l'adoption dans le processus de changement |
|---|---|
| Zaltman, Duncan et Dolbec (1973) | Adoption présentée comme une sous-étape de la phase d'initiation des innovations |
| Champagne (2002)<br>Rogers (2003)<br>Rogers and Shoemaker (1971)<br>Zaltman and Brooker (1971)<br>Zaltman, Duncan et al. (1973)<br>Van de Ven and Rogers (1988)<br>Van de Ven, Angle et al. (1989) | Adoption vue comme une sous-étape du processus de prise de décision |
| Wilson (1966)<br>Leonard-Barton (1988)<br>Lindquist and Mauriel (1989)<br>Marcus and Weber (1989)<br>Lewis and Seibold (1993)<br>Sicotte, Moreault et al. (2004)<br>Sicotte, Farand et al. (2005)<br>Kwon et Zmud (1987) | Adoption constitue une sous-étape de la phase d'implantation |
| Shepard (1967)<br>Roberston (1971)<br>Pelz (1983) | Adoption constitue une étape à part entière à l'instar de l'initiation, de l'implantation ou encore de la routinisation |
| Damanpour (1991)<br>Marino (1982)<br>Zmud (1982) | Vision large de l'adoption englobant tout le processus de diffusion de l'innovation |

*Linéarité de la phase d'adoption*

On peut également avancer que l'essentiel des écrits consultés dans la littérature en théorie des organisations considère l'adoption comme une démarche essentiellement linéaire, directe et non récursive. Dans ces différents écrits ainsi que dans ceux cités dans les sections précédentes, l'adoption est présentée la plupart du temps comme une sous-étape, mais aussi parfois comme une étape ou phase qui précède ou qui succède une autre dans le processus de diffusion des innovations. Or, l'adoption d'une innovation organisationnelle peut s'avérer être une démarche plus complexe et plus dynamique pouvant évoluer et se transformer tout au long du processus d'introduction et de diffusion de l'innovation. Ceci est d'autant plus vrai lorsque ce processus d'adoption se déroule dans un contexte mobilisant plusieurs acteurs individuels ou organisationnels aux intérêts multiples et divergents et qui sont, par ailleurs, en interaction constante, réciproque et continue.

L'adoption peut en effet constituer un processus complexe et entier qui peut s'étaler dans le temps et presque durant toute la durée de vie de l'innovation au sein de l'organisation. Ce processus d'adoption d'une innovation donnée peut également se complexifier davantage lorsque l'unité visée par le processus de diffusion de l'innovation est non pas une seule organisation, mais plutôt un ensemble d'organisations semblables et similaires situé à un même niveau de gouvernance. On peut aller encore plus loin dans cette démarche de complexification en évoquant cette fois, l'introduction et la diffusion d'une innovation non pas dans un ensemble similaire d'organisations, mais plutôt dans un autre ensemble plus large d'organisations de nature, d'appartenance et d'affiliation différentes et qui interviennent à l'échelle d'un pays.

*Mesure de l'adoption*

Très peu d'études empiriques dans la littérature portant sur la diffusion des innovations se sont intéressées à mesurer de façon spécifique le niveau d'adoption des innovations introduites. Les quelques rares écrits qui ont démontré de l'intérêt pour cette mesure l'ont fait soit en comptant le nombre de personnes ou d'organisations qui utilisent l'innovation après son introduction, ou soit en analysant la célérité avec laquelle l'innovation introduite est utilisée au sein des organisations qui l'adoptent.

On peut illustrer le premier cas par une des études de Rogers qui mesure l'adoption de nouvelles technologies selon le nombre d'individus ou d'organisations qui utilisent l'innovation introduite dans une période de temps bien définie (Rogers 2003). À l'instar de Rogers (2003), Malher et Rogers (1999) ou encore de Jong, Ruyter et Lemmink (2003) mesurent également l'adoption des technologies de télécommunication en fonction du nombre d'institutions financières dont les membres utilisent ladite technologie (Mahler and Rogers 1999, de Jong, de Ruyter et al. 2003).

Le second cas peut être illustré par certaines études qui ont essayé de mesurer l'adoption des innovations en analysant leur fréquence de diffusion et d'utilisation par les différentes organisations visées dans leurs études (Kessler and Chakrabarti 1996, Thompson, Ghee et al. 2007).

À l'exception de ces quelques études qui proposent quelques outils et méthodes pour mesurer de l'adoption des innovations dans un cadre organisationnel donné, la plupart des autres auteurs qui se sont intéressés à la mesure du niveau d'adoption des innovations organisationnelles utilisent les facteurs qui expliquent ce processus pour apprécier en même temps son niveau d'adoption. Ces facteurs explicatifs pouvant être les caractéristiques des organisations qui adoptent l'innovation, les spécificités techniques propres à l'innovation ou encore les caractéristiques des agents individuels sensés adopter l'innovation dans leur pratique courante (Tushman and Nelson 1990, Damanpour 1991, de Jong, de Ruyter et al. 2003, Sicotte, Farand et al. 2005). Or, nous considérons que la double utilisation des mêmes facteurs peut entraîner une confusion conceptuelle, car il nous paraît difficile d'utiliser les mêmes facteurs pour, à la fois, expliquer et mesurer le même phénomène organisationnel.

Une synthèse des éléments utilisés par ces différents auteurs pour mesurer le concept d'adoption est présentée dans le tableau 2.

Tableau 2: Mesure du concept d'adoption dans la littérature

| Auteurs | Éléments de mesure |
|---|---|
| Rogers (2003) Mahler et Rogers (1999) Jong, Ruyter et Lemmink (2003) | Taux d'utilisateurs de l'innovation sur une période donnée |
| Teo, Lim et Fedric (2007) Kessler et Chakrabarti (1996) | Fréquence de diffusion (transmission) de l'innovation |
| Damanpour (1991) Tushman, Nelson (1990) Sicotte et Farand (2005) | Utilisation des caractéristiques individuelles, organisationnelles ou de l'innovation |

En somme, à la lumière des enseignements tirés de la littérature académique et grise notamment en ce qui a trait au manque de consensus sur la position et l'importance de l'adoption dans le processus de diffusion des innovations en vue de produire un changement, sa conception ponctuelle et figée, ainsi que l'inexistence d'outils et de méthodes adéquats et appropriés pour la mesurer, nous estimons qu'il est utile et pertinent d'entreprendre de nouvelles explorations analytiques plus approfondies sur l'analyse et la compréhension du concept d'adoption. Cette exploration pourrait ainsi permettre de réconcilier les différentes positions divergentes jusque-là notées dans la littérature notamment sur la définition du concept d'adoption, la position la plus appropriée à lui accorder dans le processus de diffusion des innovations, ainsi que la façon de la mesurer en tant que processus complexe et non en tant qu'étape simple, ponctuelle et symbolique.

Dans la suite de ce livre, nous allons justement nous atteler à cet exercice d'analyse et de compréhension de l'adoption d'une innovation introduite au sein d'un système organisé d'action très complexe par définition à savoir les systèmes de santé. Comme mentionné en introduction, l'innovation en question est un système de surveillance épidémiologique dont le but principal est de fournir des données valides et fiables pour permettre et favoriser une prise de décision éclairée aux différents niveaux de gouvernance du système de santé. Afin de bien circonscrire notre cadre d'étude, nous nous intéresserons plus particulièrement aux systèmes de santé des pays en développement et notamment celui d'Haïti au sein duquel fut introduite cette innovation interorganisationnelle.

## 2- Analyse de l'innovation à adopter : le système de surveillance épidémiologique

La surveillance épidémiologique se définit comme une approche systématique de collecte, d'analyse et d'interprétation de données sanitaires essentielles à la planification, la mise en œuvre et l'évaluation des programmes de santé (CDC 1988).

Longtemps considérée comme une discipline propre à l'épidémiologie, la surveillance épidémiologique a toujours bénéficié d'une attention particulière de la part des chercheurs et praticiens de la santé publique (Declich and Carter 1994). Néanmoins, au cours des dernières décennies, la surveillance épidémiologique a franchi les limites associées à la surveillance exclusive des maladies infectieuses et transmissibles jugées très prioritaires eu égard de leur potentiel endémique et épidémique, pour s'intéresser à d'autres sujets de santé publique comme la surveillance des pandémies (Sida, TB, Grippe), des maladies chroniques (HTA, Cancers), ou encore la surveillance de certains évènements de santé comme la mortalité maternelle et ses déterminants.

En plus de ces éléments, la surveillance épidémiologique est également utilisée de nos jours pour: i) la détermination des priorités d'action; la planification, la mobilisation et l'allocation des ressources; ii) la prévision et la détection précoce des épidémies ainsi que le contrôle et l'évaluation des programmes qui visent l'amélioration de la santé des populations (OMS 2001).

Un des principaux objectifs d'un système de surveillance épidémiologique est de produire des informations valides, fiables et pertinentes pour la prise de décision à tous les échelons d'un système de santé donné. Cette prise de décision devant être inéluctablement orientée vers la production d'actions concrètes qui concourent à l'amélioration de la santé des populations.

Cependant, même si le but de la surveillance épidémiologique reste globalement le même, que l'on soit en pays en voie de développement ou en pays développés, il n'en demeure pas moins qu'il est également pertinent de tenir compte de certaines considérations contextuelles propres aux pays en développement pour saisir les différents enjeux et facettes associés à l'introduction des innovations sociotechniques organisationnelles dans ce type de contexte bien spécifique. Ces considérations intègrent l'existence d'une pléthore de programmes verticaux de santé, la faible capacité de réponse des systèmes, la faible capacité d'analyse (en raison du manque de ressources humaines) ainsi que la lourdeur administrative dans la prise de décision (White and McDonnell 2000). En outre au-delà des contraintes liées à la planification des SSE, certains auteurs mettent aussi l'accent sur certaines barrières qui peuvent se dresser durant l'implantation des SSE dans les pays en développement. Il s'agit notamment:

- Du manque de ressources humaines disponibles dans le domaine de la santé publique et plus spécifiquement celui de l'épidémiologie de terrain (Bero, Grilli et al. 1998).
- Du manque de laboratoires de référence fonctionnels (OMS 2001).
- De l'existence de plusieurs systèmes d'informations sanitaires parallèles dont les conséquences en terme d'organisation peuvent aboutir à une incoordination majeure dans la gestion de l'information sanitaire collectée (White and McDonnell 2000).

Ayant présenté les généralités sur les systèmes de surveillance épidémiologique, nous allons préciser dans la prochaine section de ce chapitre, les principaux éléments à prendre en considération lors de la phase d'élaboration et de conception de tout système de surveillance épidémiologique.

## 2.1 Principales activités liées à la surveillance épidémiologique

Une fois élaboré et implanté en utilisant les éléments de ce cadre analytique, nous estimons que les activités associées à la surveillance épidémiologique peuvent être décrites autour des trois principaux niveaux de gouvernance des systèmes de santé des pays en développement soit le niveau local, le niveau départemental ou provincial et le niveau central.

Au niveau local, la communauté, les établissements de santé de base et les organismes offrant des soins de santé sont les principaux acteurs de la surveillance épidémiologique. Les différents agents communautaires ou de santé formés à cet effet ont la charge de détecter, diagnostiquer, traiter et assurer la prophylaxie de tous les cas sous surveillance rencontrés en tenant compte des algorithmes nationaux élaborés aux échelons supérieurs de gouvernance. Ces agents pourront également servir pour la détection des flambées épidémiologiques et leur notification aux échelons supérieurs. Cependant, même si les professionnels de santé (infirmières, médecins, sages-femmes) constituent la première source pour la collecte d'informations relatives aux maladies, il n'en demeure pas moins que d'autres agents chargés de la surveillance épidémiologique du niveau local devront également recueillir des informations supplémentaires qui sont de nature plus globale sur la santé des populations (comportements à risque, les pratiques alimentaires, l'hygiène de vie).

Les autres activités à mener au niveau local intègrent la collecte et l'acheminement des échantillons pour des examens de laboratoire plus poussés, l'analyse et l'utilisation d'informations sanitaires locales recueillies antérieurement à travers la production de tableaux, de graphes ou de cartes sanitaires permettant soit une éventuelle réorientation de certaines activités de surveillance ou encore la mise en œuvre locale de nouvelles interventions. À noter que toutes les activités réalisées à ce niveau doivent faire l'objet de rapports mensuels en période normale ou hebdomadaire en cas de flambées épidémiques à acheminer au niveau départemental.

Au niveau départemental ou provincial, l'analyse constante des données de surveillance émanant des différentes sources de l'échelon inférieur est effectuée afin de suivre l'évolution des tendances des maladies et de l'état de santé des populations, ainsi que pour détecter et mettre en œuvre les moyens nécessaires pour circonscrire les flambées épidémiques. En plus de recueillir et d'analyser les informations provenant de la périphérie, les activités de surveillance au niveau départemental consistent à:

- assurer la coordination et le contrôle des activités dans les différentes structures de santé du département impliquées dans le processus de surveillance,
- collecter d'autres données à partir des registres d'état civil, des systèmes administratifs des hôpitaux et des écoles, ainsi qu'à partir des recensements effectués sur les différents risques de santé,
- confirmer ou infirmer selon les outils diagnostiques de laboratoire disponibles, les cas suspects des pathologies sous surveillance et, à défaut, les acheminer à d'autres laboratoires nationaux plus équipés,
- assurer la rétro information des données collectées aux établissements de santé de la base ainsi qu'aux différentes communautés. Cette rétro information qui vise en première intention les professionnels de la santé devra inclure les analyses et les interprétations des résultats de surveillance, ainsi que les recommandations spécifiques à entreprendre à cet effet,

- élaborer et transmettre régulièrement au niveau central un rapport sur les maladies sous surveillance et sur les tendances épidémiologiques de la population.

À travers l'appui qu'il apporte aux structures départementales, le niveau central jouera un rôle déterminant dans le bon fonctionnement de tout le système de surveillance épidémiologique. L'élaboration d'un plan d'action national doit en effet permettre de définir les principaux axes stratégiques de surveillance et de coordonner les activités à l'échelle du pays. Ce rôle de coordination sera beaucoup plus important et laborieux dans les contextes où on note la présence de nombreuses organisations qui interviennent dans la production de l'information sanitaire.

C'est également à ce niveau central que l'on doit définir et diffuser pour les établissements de santé, les algorithmes nationaux nécessaires à la détection, au diagnostic et à la prise en charge des maladies et autres évènements de santé sous surveillance. L'ensemble des données transmises par les différents départements sanitaires ainsi que celles provenant des autres organisations produisant des informations sanitaires y sont également analysées afin de déterminer les tendances épidémiologiques nationales et pour apprécier le degré d'atteinte des objectifs de surveillance du niveau départemental, voire local.

Enfin, dans le dessein d'assurer une utilisation optimale et appropriée des informations produites par le système de surveillance, toutes les activités listées plus haut devraient être accompagnées d'un programme de formation et de suivi pour les décideurs de tous les niveaux du système de surveillance, afin que ces derniers puissent améliorer le processus d'allocation des ressources aussi bien au niveau central, que départemental et local.

## 2.3 Leçons issues de l'analyse de la mise en œuvre des systèmes de surveillance épidémiologique

Pour compléter cette section portant sur l'élaboration, l'organisation et le fonctionnement des systèmes de surveillance épidémiologique, nous jugeons opportun de présenter dans la section suivante de ce chapitre, quelques leçons tirées d'expériences d'implantation des systèmes de surveillance dans certains pays en développement. Il s'agit d'études dont la méthodologie, le contenu ainsi que la durée varient d'un lieu d'implantation à un autre.

*White and McDonnell (2000)*
Au début des années 90, en réponse à l'existence de nombreux systèmes d'informations sanitaires, le département de la santé philippin avait mis en place un système centralisé d'information et de surveillance sanitaires dont les objectifs étaient de gérer à la fois les informations sanitaires pour les programmes de santé, les données statistiques générales et la surveillance des maladies.

Parallèlement, suite à une éruption volcanique en 1992, le même département avait instauré un système de surveillance sentinelle pour les personnes déplacées. Au fil des années, ce système de surveillance sentinelle avait su élargir ses activités initialement orientées sur un seul objectif vers plusieurs autres, dont la surveillance communautaire de certaines maladies telles le VIH/Sida.

Une analyse de mi-parcours de ces deux systèmes de surveillance basée sur l'appréciation du flux de collecte et de transmission des informations sanitaires au niveau central, mentionnait que le système de surveillance sentinelle avait obtenu de bien meilleurs résultats que le système intégré d'informations sanitaires et de surveillance. Selon les auteurs de cette étude, le fait d'avoir eu dès au départ des objectifs précis, réalistes et réalisables constitue les principaux atouts qui ont favorisé la réussite du second système de surveillance épidémiologique et ce, même si les objectifs initiaux peuvent être amenés à changer et se diversifier au fur et à mesure que le système se met progressivement en place (White and McDonnell 2000).

Par contre, une structure lourde, aux objectifs multiples et qui couvre une étendue géographique et populationnelle importantes aurait bien du mal à s'adapter aux changements qui surviennent assez fréquemment dans les systèmes de santé des pays en voie de développement (réduction budgétaire, changement de gouvernance, processus de décentralisation). L'implication des principaux utilisateurs du SSE pendant le design et le processus de suivi, la formation régulière des agents à tous les niveaux ainsi que l'existence de plans de carrières pour les différents professionnels chargés de la surveillance restaient également des facteurs non négligeables à considérer pour le succès de la démarche d'implantation d'un système de surveillance épidémiologique.

*McNabb et al. (2002)*

Au décours d'une étude portant sur la réforme du système de surveillance dans les pays de l'ex-URSS (cas de l'Arménie), les auteurs de cette étude estimaient que les acquis du nouveau système de surveillance mis en place résidaient dans l'implication effective de la plupart des structures de santé, la formation du personnel et la séparation pour les praticiens des activités de médecine préventive et de santé publique, des activités de médecine curative, même en terme de budget (McNabb, Chungong et al. 2002). Par contre, ses principales faiblesses étaient liées au manque de standardisation dans la définition des cas mis sous surveillance, au faible retour informationnel dans les structures de santé de la base et surtout au fait que les résultats des activités de surveillance servaient davantage au contrôle et à l'application de mesures punitives des agents chargés de la surveillance qu'à la prise de décision pour une meilleure allocation des ressources. Cependant, en dépit de ces quelques faiblesses, force est de constater que la mise en place d'un système global de surveillance avait permis d'améliorer de façon substantielle la justesse et la promptitude des activités de surveillance de la santé des populations. De plus, l'intégration de plusieurs types de données dans le même système aura permis d'éviter la duplication dans l'enregistrement et dans le report des informations sanitaires entre différents services et de limiter ainsi l'utilisation inefficiente des ressources.

*Valenciano et al. (2004)*

Une dernière étude portant sur le renforcement de l'alerte dans la surveillance épidémiologique en Serbie avait permis aux auteurs de cette étude d'affirmer qu'un système de surveillance utilisant des critères diagnostics syndromologiques constituait le moyen le plus simple et le plus approprié pour détecter l'apparition de certaines maladies à potentiel endémique dans les structures de santé du niveau périphérique (Valenciano, Bergeri et al. 2004). Le système ALERT mis en place avait également servi pour le déclenchement d'une investigation rapide et permit de contrôler certaines épidémies. Cependant, ils notaient que les épidémiologistes qui œuvraient dans les établissements de santé n'étaient pas très enclins à utiliser les informations qui ressortaient des tableaux et des graphes produits au niveau des districts de santé. Le déclenchement des mesures de ripostes à l'apparition de certaines maladies étant davantage consécutif à l'identification d'une personne malade dans les établissements de santé, qu'à l'analyse des tendances épidémiologiques produites par le système de surveillance.

En résumé, il ressort de ces études que certains facteurs contextuels tels la formation continue des professionnels de la santé en matière de surveillance épidémiologique, la description claire et précise des cas sous surveillance, l'utilisation de critères de diagnostics syndromologiques ainsi que l'implication progressive de toutes les organisations concernées par le processus apparaissent comme étant des éléments clés dans la mise en place des systèmes de surveillance épidémiologiques.

Après avoir présenté dans ce chapitre, une revue critique et analytique de la littérature qui a permis de démontrer l'état actuel des connaissances sur, d'une part, la thématique de l'adoption des innovations et, d'autre part sur l'organisation des systèmes de surveillance épidémiologique dans les pays en développement représentant respectivement l'innovation organisationnelle et le contexte dans lequel cette innovation est introduite, nous présenterons dans le chapitre suivant le cadre théorique qui va nous permettre de proposer une nouvelle approche de conception et de compréhension du processus d'adoption des innovations.

S'appuyant sur la théorie de l'action sociale de Parsons, ce cadre théorique devrait nous permettre d'adresser de façon adéquate et appropriée le flou conceptuel mis en lumière dans notre revue de la littérature sur la conception de l'adoption, sa position et son importance dans le processus de diffusion des innovations. Ce cadre permettra aussi de fournir les outils nécessaires pour développer une grille de mesure valide et fiable du niveau d'adoption des innovations non pas en tant que phénomène ou étape ponctuelle, mais plutôt comme un processus à part entière. Enfin, nous appliquerons ce cadre théorique à un cas d'étude concret qui est celui de l'introduction d'un système de surveillance épidémiologique en Haïti.

## 3- La théorie de l'action sociale de Parsons

La théorie de l'action sociale de Parsons sur laquelle nous nous appuyons pour proposer une nouvelle conception et approche de compréhension du processus d'adoption des innovations trouve son fondement dans la conception qu'elle donne à l'action. Parsons définit l'action sociale comme étant toute conduite humaine, consciente ou non, qui est guidée par les significations que son exécutant (l'acteur) accorde à son environnement extérieur (Parsons 1961).

L'action sociale au sens de Parsons met en relation un acteur qui peut être un individu, une collectivité ou une organisation, qui interagit avec une situation donnée. Cette situation étant constituée d'un environnement physique au sein duquel se déroule l'action (objets matériels, conditions climatiques et géographie...) ainsi que d'autres acteurs sociaux. L'interaction entre l'acteur et la situation implique l'utilisation de symboles à travers lesquels, l'acteur attribue de façon subjective une signification aux différents éléments de la situation avec laquelle il interagit. L'orientation générale de l'action sociale étant guidée par les règles, normes et valeurs établies et partagées par l'ensemble des acteurs sociaux (Rocher 1972).

De ce qui précède, il ressort donc que la théorie de l'action sociale de Parsons repose sur quatre éléments de base qui sont: l'acteur, la situation, les symboles et les normes et valeurs.

### 3.1 Caractéristique «systémique» de l'action

Pour renforcer les assises conceptuelles de sa théorie, Parsons adjoint à ces quatre éléments de base, une autre caractéristique essentielle qui est celle du système. La théorie de l'action sociale de Parsons s'inscrit donc dans le courant de la théorie générale des systèmes. Parsons estime en effet qu'une action sociale présente toujours les caractéristiques imbriquées d'un système. Cette caractéristique permet à l'action sociale d'établir des liens non seulement entre ses différentes composantes, mais aussi avec son environnement. Autrement dit, la conception de l'action sociale en tant que système se traduit par le fait qu'il existe une interdépendance et une interaction, d'une part, entre les différents éléments qui le composent et, d'autre part, avec les autres systèmes d'action sociale situés dans son environnement avec lesquels il interagit. Avec cette logique, un système d'action sociale n'est jamais isolé. Il est toujours en interaction avec d'autres systèmes d'action sociale avec lesquels il forme à un niveau supérieur un agrégat plus complexe de systèmes d'action sociale. Cet agrégat de systèmes d'action sociale situé à un niveau supérieur étant formé des composantes fonctionnelles émergentes de chacun des systèmes d'action sociale intervenant dans sa constitution, mais aussi d'autres composantes émergentes issues de la mise en commun des composantes fonctionnelles des différents systèmes d'action sociale qui sont entrés en interaction.

Cette logique d'imbrication des systèmes d'action sociale situés à un même niveau qui conduit à la formation d'autres systèmes d'action sociale plus larges, situés à d'autres niveaux dits supérieurs, qui disposent non seulement des caractéristiques individuelles de chacun des systèmes d'action impliqués dans ce processus de formation, mais aussi d'autres caractéristiques résultant de leur mise en commun, fournit donc à la théorie de l'action sociale de Parsons une richesse analytique qui peut être mise à contribution lorsqu'il est question d'analyser et de réinterpréter les différentes approches théoriques du changement répertoriées dans la littérature.

Également, selon Parsons, trois conditions viennent soutenir la caractéristique systémique de l'action sociale. Il s'agit des conditions de structure, de fonctions et de processus (Bourricaud 1955, Parsons 1961).

La condition de structure répond à l'impératif de stabilité dont a nécessairement besoin le système général d'action pour fonctionner. Ayant comme composantes de base, les rôles et les collectivités, la structure est constituée à un niveau systémique supérieur, d'une part, des modèles normatifs partagés qui déterminent l'ordre dans la société et, d'autre part, de quatre groupes de variables structurelles dichotomiques qui permettent à l'acteur social de porter un jugement sur son environnement et d'analyser les rapports sociaux. Ces groupes de variables structurelles dichotomiques sont: l'universalisme et le particularisme; la performance et la qualité; la neutralité affective et l'affectivité; la diffusion et la spécificité (Bourricaud 1955, Parsons 1961, Rocher 1972, Bourricaud 1977).

Les éléments de structure du système d'action sociale sont présentés par Parsons comme des entités très peu changeantes dans le temps et qui confèrent une certaine stabilité au système général d'action. Parsons considère les éléments de structure comme des entités suffisamment stables pour résister aux fluctuations de faibles amplitudes et de courte durée provenant de la dynamique d'interaction entre le système d'action sociale et de son environnement (Parsons 1961).

La deuxième condition mise de l'avant par Parsons pour soutenir la conception systémique qu'il associe à l'action sociale, le processus, est en relation avec les différents événements qui accompagnent la dynamique évolutive de l'action sociale. En effet, au regard des interactions existantes d'une part entre les différentes composantes du système d'action sociale et, d'autre part, entre le système d'action sociale et son environnement, on en déduit que son fonctionnement génère nécessairement une transformation progressive qui évolue dans le temps et dans l'espace en suivant divers processus et étapes. Ceci est d'autant plus plausible que Parsons soutient, en s'appuyant sur « la loi de l'équivalence de l'action et de la réaction », que l'initiation ou la réalisation de toute action sociale entraîne nécessairement une réaction de la même ampleur ou de la même intensité de la part de l'environnement où cette action se déroule (Rocher 1972). L'action sociale d'un acteur, et la réaction des autres acteurs sociaux qui en résultent créent ainsi une dynamique évolutive qui peut être analysée en termes de processus.

La troisième condition qui soutient le caractère systémique de l'action sociale, les fonctions, sont les éléments qui confèrent une plus grande dynamique au système d'action générale, qui comme mentionné antérieurement est stabilisé par les structures. Ces fonctions sont en effet les éléments qui permettent au système général d'action de s'adapter aux changements qui résultent de l'interaction entre les différents éléments de structure du système d'une part, mais aussi entre ces éléments de structure et l'environnement extérieur du système d'action d'autre part (Rocher 1972). Ce faisant, dans la théorie de l'action sociale, Parsons considère que la survie ou le maintien de tout système d'action sociale repose sur le réarrangement et la réorganisation de quatre fonctions qui sont les suivantes : la fonction d'adaptation à l'environnement, la fonction d'atteinte des buts, la fonction d'intégration ou de production, et la fonction de stabilité normative (Rocher 1969, Rocher 1972, Alexander 1983).

Les quatre fonctions du système d'action sociale entretiennent en outre des relations réciproques et dynamiques que des auteurs contemporains ont modélisé en 6 systèmes d'alignement soit l'alignement opérationnel (entre les fonctions de production et de stabilité normative), l'alignement tactique (entre les fonctions de production et de rationalité), l'alignement contextuel (entre les fonctions d'adaptation à l'environnement et de stabilité normative), l'alignement de légitimation (entre les fonctions de rationalité et de stabilité normative), l'alignement d'allocation (entre les fonctions de production et d'adaptation) et finalement l'alignement stratégique (entre les fonctions de rationalité et d'adaptation à l'environnement) (Sicotte, Champagne et al. 1998).

## 3.2 Les quatre sous-systèmes du système général d'action sociale

Dans un autre ordre d'idées et dans le but d'accroître la portée de sa théorie, Parsons introduit dans son analyse, quatre sous-systèmes d'action qui sont censés intervenir dans la réalisation du système général d'action sociale. Il s'agit des sous-systèmes biologique, psychique, social et culturel (Rocher 1972). Le sous-système biologique est constitué de l'organisme biologique qui dispose des organes de sens qui permettent d'établir le lien entre le système d'action et son environnement. Ce sous-système s'associe ainsi à la fonction d'adaptation à l'environnement du système général d'action. Le sous-système psychique est constitué des éléments de personnalité qui permettent de définir les objectifs et buts poursuivis, et s'associe par conséquent la rationalité du système général d'action. Les sous-systèmes social et culturel regroupent respectivement les éléments qui établissent le cadre et les limites de l'action, ainsi que les éléments qui définissent les normes et valeurs qui sont censées guider l'action. Ces deux sous-systèmes correspondent aux fonctions d'intégration et de stabilité normative du système d'action sociale.

Avec l'établissement de cette correspondance entre les quatre sous-systèmes d'action et les différentes fonctions du système général d'action, l'on déduit également que ces sous-systèmes d'action entretiennent des relations réciproques tout en s'influençant mutuellement, selon un gradient bien spécifique.

Parsons introduit cette notion de gradient d'influence mutuelle entre les différents sous-systèmes mobilisés dans la réalisation du système général d'action sociale en utilisant certaines thèses développées dans le domaine de la cybernétique. La logique réflexive en cybernétique stipule en effet que les différents éléments d'un système disposent d'attributs particuliers qui se quantifient en termes d'énergie et d'information. Ce sont les flux incessants d'information et d'énergie entre les différents éléments du système qui déterminent la position hiérarchique de chacun d'eux (Rocher 1972). Avec cette logique, les éléments qui disposent de plus d'informations se retrouvent au niveau le plus élevé de la hiérarchie du système général d'action sociale en imprimant le contrôle nécessaire à son fonctionnement. Tandis que les éléments qui sont plus riches en énergie se retrouvent au niveau le moins élevé de la hiérarchie du système général d'action sociale en constituant ses éléments de conditionnement.

Partant de ces considérations, Parsons place donc dans son système général d'action, les sous-systèmes culturel et social essentiellement composés d'éléments symboliques riches en information à l'échelon le plus élevé dans la hiérarchie du système général d'action, alors que les deux autres sous-systèmes, ceux de la personnalité et de l'organisme biologique plus riches en énergie et pauvres en informations, se retrouvent à l'échelon inférieur. Ceci étant, à travers l'information qu'ils dispensent, les sous-systèmes culturel et social guident et contrôlent le système général d'action pendant que les sous-systèmes biologiques et psychiques, à travers l'énergie dont ils disposent, le conditionnent.

De ce qui précède ainsi qu'avec la correspondance établie entre les quatre sous-systèmes d'action et les quatre fonctions du système d'action sociale, on note également les prémisses d'un autre projet de Parsons qui consiste à définir et à fournir, à partir de son cadre systémique d'analyse de l'action sociale, une explication des liens et rapports existants entre différentes sciences. En poussant la réflexion dans ce sens, Parsons fit ainsi une correspondance entre les sciences de la biologie avec la paire sous-système d'action biologique et fonction d'adaptation à l'environnement. C'est en effet cette paire qui renferme les éléments de sens qui permettent au système général d'action sociale d'établir des liens avec l'environnement dans lequel il évolue. La même logique fut également appliquée entre la psychologie et la paire sous-système de la personnalité et fonction de rationalité, qui intègre les différents mécanismes permettant de définir les buts et objectifs poursuivis par le système général d'action sociale. Le droit et la sociologie furent aussi associés à la paire sous-système social et fonction d'intégration dans la mesure où cette paire renferme les éléments qui permettent d'assurer la cohésion et la coordination du fonctionnement général de la société, à travers les institutions judiciaires. Enfin, Parsons établit aussi une correspondance entre les sciences de l'éducation et de communication à la paire sous-système culturel et fonction de stabilité normative à partir de laquelle, les normes et valeurs sont transmises aux différents membres de la société, soit par l'enseignement effectué dans les milieux de formation (écoles, universités) ou encore par l'enseignement véhiculé par les différents médias de masse.

Toujours, dans le même ordre d'idées, Parsons tenta également d'approfondir la compréhension des différentes disciplines de connaissance qu'il associe aux quatre sous-systèmes d'action, en les concevant comme des systèmes d'action sociale à part entière, situés néanmoins à un niveau systémique inférieur par rapport à celui des quatre sous-systèmes d'action et du système général d'action sociale.

Large, générale et visant en premier lieu à comprendre toute conduite humaine, la théorie de l'action sociale de Parsons fournit donc un cadre conceptuel robuste permettant d'effectuer des analyses portant sur différents phénomènes liés et imbriqués, situés de surcroît à différents niveaux d'abstraction. Ce cadre conceptuel procure en effet les outils permettant d'analyser aussi bien le système général d'action sociale situé à un niveau systémique supérieur, que les quatre sous-systèmes d'action qui interviennent dans sa réalisation. Ces quatre sous-systèmes étant toutefois situés à un niveau systémique inférieur par rapport au système général d'action. La même logique analytique s'applique également aux différentes disciplines de connaissance (biologie, psychologie, droit, éducation et communication) que Parsons a associé aux quatre sous-systèmes du système d'action général. Ces disciplines de connaissances étant aussi situées à un niveau systémique inférieur par rapport à celui des quatre autres sous-systèmes d'action qui interviennent dans la réalisation du système général d'action sociale.

### 3.3 Utilité de la théorie du système d'action sociale de Parsons

Dans une perspective plus pratique, la théorie de l'action sociale de Parsons a été utilisée pour comprendre de nombreux phénomènes comme celui de la performance des organisations (Sicotte, Champagne et al. 1998), l'analyse des rôles professionnels, ou encore celui de l'utilisation des services de santé par les usagers (Béland 1989). Concernant le potentiel d'utilisation multidisciplinaire de cette théorie, Rocher et Béland mentionnaient dans leur introduction au numéro spécial de *Sociologie et société* du printemps 1989 consacré à l'œuvre de Parsons :

*«...La théorie parsonienne pourrait se déployer donc dans toutes les directions. Elle n'est pas uniquement sociologique; Parsons a voulu élaborer une théorie générale de l'action qui puisse servir de terrain commun à toutes les sciences de l'homme, de la biologie en passant par la psychologie, pour inclure toutes les disciplines sociales et l'on pourrait ajouter l'économie, la politique, l'histoire..... »* (Rocher and Béland 1989).

Toutefois, la mobilisation de la théorie de l'action sociale de Parsons dans cette section répond à la nécessité d'approfondir la compréhension du processus d'adoption des innovations organisationnelles pour ultimement produire un changement organisationnel.

# CHAPITRE IV : CADRE CONCEPTUEL DE MESURE DU NIVEAU D'ADOPTION DES INNOVATIONS ORGANISATIONNELLES

## 1- Présentation du cadre conceptuel

Le cadre conceptuel que nous proposons pour l'analyse de l'adoption d'une innovation organisationnelle donnée repose sur certaines composantes de la théorie de l'action sociale de Parsons. Cette théorie présentée plus en détail dans les pages précédentes stipule que l'existence et le maintien de tout système d'action sociale reposent sur l'existence de quatre fonctions (Rocher 1969, Rocher 1972, Alexander 1983, Sicotte, Champagne et al. 1998). Constituant avec les structures, les processus, les éléments fondamentaux de tout système d'action sociale, ces quatre fonctions sont : la fonction rationnelle au sein de laquelle, on retrouve les différentes activités qui permettent de préciser les buts et objectifs formels et informels poursuivis par le système d'action sociale. La deuxième fonction est la fonction d'adaptation à l'environnement à partir de laquelle le système d'action interagit avec son environnement. Cet environnement étant constitué d'un ou plusieurs autres systèmes d'action sociale. C'est à travers cette fonction que le système d'action sociale trouve les ressources nécessaires à son fonctionnement et qu'il fournit aussi à son environnement les biens et services issus de son système de production propre. C'est également cette fonction qui permet au système d'action sociale de s'ajuster aux défis et problèmes internes et externes à travers l'innovation ou l'expérimentation par exemple. La troisième fonction du système d'action sociale est la fonction de production. C'est dans cette fonction que l'on retrouve les différents mécanismes de structuration, d'intégration et de différenciation pour permettre au système d'action sociale de produire des biens et services. Et finalement, la quatrième fonction est la fonction de stabilité normative qui renferme les éléments en lien avec les normes et valeurs véhiculées au sein du système d'action, ainsi que les éléments en lien avec le climat organisationnel de travail.

Pour assurer un nouveau optimal et équilibré de fonctionnement, les quatre fonctions du système d'action sociale entretiennent des relations réciproques et dynamiques entre elles à travers six systèmes d'alignement parmi lesquels, on distingue : entre autres l'alignement tactique (établissant un lien les fonctions de production et de rationalité), l'alignement d'allocation (établissant un lien entre les fonctions de production et d'adaptation à l'environnement), l'alignement stratégique (liant les fonctions de rationalité et d'adaptation à l'environnement), l'alignement de légitimation (établissant un lien entre les fonctions rationnelle et de stabilité normative) et l'alignement contextuel (établissant un lien entre les fonctions d'adaptation à l'environnement et de stabilité normative) (Sicotte, Champagne et al. 1998).

Figure 1: Conceptualisation de la théorie de l'action sociale de Parsons par Sicotte, Champagne et al. (1998)

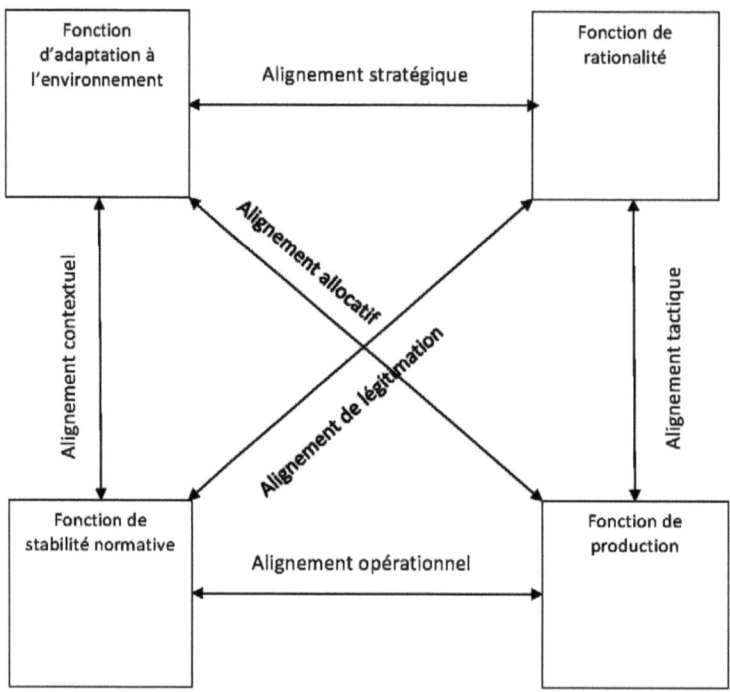

Dans cette étude portant sur l'adoption d'une innovation organisationnelle, un système de surveillance épidémiologique dans ce cas-ci, nous partirons des prémisses suivantes :

1- Nous allons d'abord considérer le système de surveillance épidémiologique comme une action sociale et qui dispose des caractéristiques fonctionnelles d'un système au sens de Parsons, soit une fonction d'adaptation à l'environnement, une fonction de rationalité, une fonction de production et une fonction de stabilité normative. Ces fonctions interagissent ensemble pour créer un équilibre dynamique et stable.

2- Comme ce système de surveillance est conçu de façon innovatrice en s'appuyant sur des données scientifiques probantes (comme le démontre le chapitre portant sur la conception et l'organisation des systèmes de surveillance épidémiologique), afin de répondre ultimement à l'absence chronique d'informations sanitaires de nature épidémiologique valides et fiables pour soutenir la prise de décision dans les systèmes de santé, nous pourrons donc aussi le système de surveillance épidémiologique comme une innovation.

3- Enfin, comme en cas d'adoption et de diffusion, cette innovation devra être utilisée par plusieurs organisations qui disposent aussi d'autres systèmes d'informations sanitaires de nature épidémiologiques, nous allons donc considérer le système de surveillance épidémiologique non pas comme une simple innovation, mais plutôt comme une innovation sociotechnique organisationnelle.

Avec l'établissement de ces trois prémisses et comme l'adoption, de par sa définition la plus simple, consiste à faire sienne de quelque chose par choix ou par décision, on peut donc affirmer que la démarche d'adopter une innovation vise, selon les caractéristiques intrinsèques de l'innovation, soit une personne, un acteur ou une organisation qui se situe dans l'environnement au sein duquel on veut introduire cette innovation.

En considérant le système de surveillance épidémiologique comme un système d'action sociale ayant ces quatre fonctions, on peut donc affirmer que la démarche de son adoption par d'autres organisations se situe donc dans sa fonction d'adaptation à l'environnement. C'est en effet dans cette fonction que le système de surveillance épidémiologique considérée ici comme un système d'action sociale entre en interaction avec son environnement directe et indirecte. Toutes les personnes ou entités organisationnelles visées par le système de surveillance épidémiologique dans le cadre de cette démarche d'adoption interagissent avec lui à travers cette fonction d'adaptation à l'environnement. Pour être plus cohérent avec cette logique systémique, on peut enfin considérer les groupes d'individus ou les organisations situés dans l'environnement externe du système d'action sociale de surveillance épidémiologique comme étant aussi d'autres systèmes d'action sociale avec lesquels le système d'action sociale de surveillance épidémiologique interagit une fois qu'il est introduit.

Avec cette conception systémique et sociale du système de surveillance épidémiologique dans un environnement dans lequel, existe d'autres systèmes d'action sociale de surveillance épidémiologique, la démarche d'adoption de la nouvelle innovation sociotechnique introduite devra donc tenir compte de quatre éléments suivants :

1- Les autres systèmes d'action sociale situés dans l'environnement d'introduction du nouveau système d'action sociale de surveillance épidémiologique. Nous faisons ici référence aux autres systèmes de surveillance épidémiologique existant dans le système de santé au sein duquel, on veut introduire un nouveau système de surveillance épidémiologique

2- Les autres éléments de la fonction d'adaptation à l'environnement du système d'action sociale de surveillance épidémiologique. Par autres éléments de cette fonction d'adaptation à l'environnement, on entend d'une part les activités relatives à l'acquisition et à l'échange de ressources entre le système d'action sociale de surveillance et les autres systèmes d'action situés dans son environnement, et d'autre part, toutes les activités liées à la détermination et à la priorisation des besoins selon les réalités édictées par l'environnement d'introduction du système d'action sociale de surveillance épidémiologique.

3- Au-delà des éléments de la fonction d'adaptation à l'environnement, la démarche d'adoption devra aussi tenir compte des éléments des trois autres fonctions du système d'action sociale de surveillance épidémiologique, soit les éléments de la fonction de production, de rationalité et de stabilité normative

4- Avec la prise en considération de l'influence continue et réciproque de ces trois groupes d'éléments, on peut aisément affirmer l'adoption de cette innovation sociotechnique qu'est le système d'action sociale de surveillance épidémiologique ne peut pas être considérée comme une démarche simple, ponctuelle intervenant à un seul moment du cycle de vie de cette innovation. Pour saisir toute la richesse et toute la complexité des influences réciproques entre d'une part, les différents éléments de la fonction d'adoption dans laquelle nous avons situé la démarche d'adoption, et d'autre part les autres systèmes d'action sociale évoluant dans l'environnement d'introduction de l'innovation, on devrait plutôt considérer l'adoption non pas comme une démarche simple, mais plutôt comme un processus complexe et dynamique à part entière qui doit être analysée en tenant compte d'une certaine dimension temporelle. Ce faisant, ce processus dynamique pourra évoluer et se transformer progressivement dans le temps et au conduire au changement.

Avec cette approche conceptuelle, l'adoption définit dans la littérature en théorie des organisations comme une étape ponctuelle ayant une finalité essentiellement dichotomique dans le processus de diffusion des innovations dans le but de produire un changement pourrait être considérée comme un processus complexe et dynamique qui se transforme et évolue dans le temps sous l'influence des autres éléments du système d'action sociale et également sous l'influence des autres systèmes d'action sociale situés dans son environnement. Avec cette dynamique de transformation progressive, l'adoption peut être analysée et mesurée à plusieurs étapes du processus d'introduction du changement. Par exemple, lors de la phase d'implantation initiale, l'adoption d'une innovation donnée peut se transformer fondamentalement en augmentant ou en diminuant au fur et à mesure que l'implantation de l'innovation devient avancée. Ce faisant, il est donc pertinent de conceptualiser l'adoption non pas comme une étape fixe dans le processus d'introduction du changement, mais plutôt comme un processus qui peut être apprécié tout au long du processus d'introduction du changement.

Également avec le cadre d'analyse de Parsons, l'adoption inclut dans la fonction d'adaptation à l'environnement se définirait selon trois composantes principales. Une composante stratégique qui met en relation le processus d'adoption avec les autres éléments de la fonction d'adaptation à l'environnement (éléments d'acquisition et d'échange de ressources avec l'environnement et autres éléments permettant l'innovation), ainsi qu'avec les différents buts poursuivis par le système d'action sociale. Une composante logique mettant en relation le processus d'adoption avec la fonction de production. Et une composante normative qui associe le processus d'adoption à la fonction de stabilité normative. La figure 5 présente schématiquement cette réconception du processus d'adoption.

Figure 2: Réconceptualisation du processus d'adoption selon la théorie de l'action sociale de Parsons

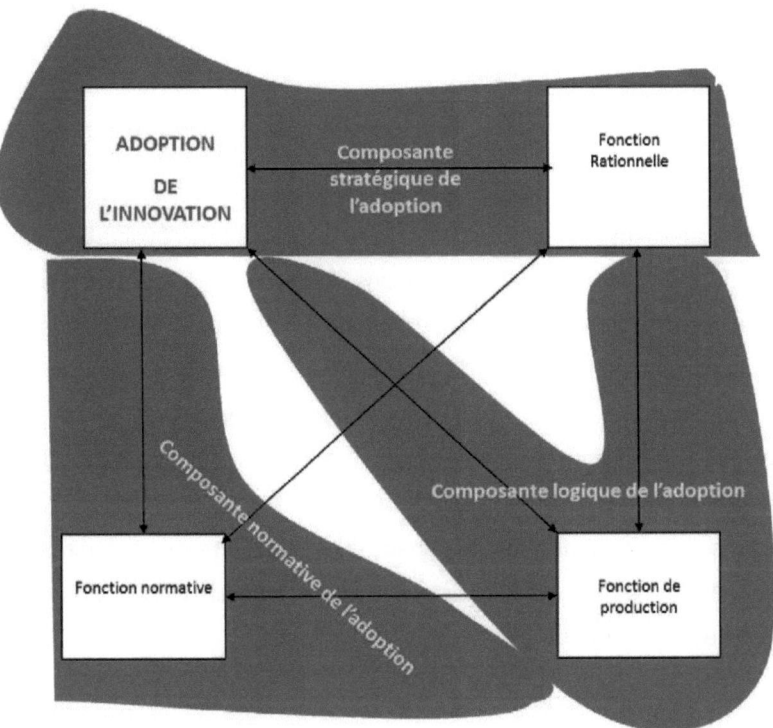

## 2- Opérationnalisation de la mesure du niveau d'adoption

Pour mesurer le processus d'adoption ainsi redéfini, nous aurons recours au modèle d'évaluation élaboré par Champagne et coll. (2009). En effet, le fait de porter un jugement valide et objectif sur n'importe quel processus incluant le processus d'adoption d'une innovation par plusieurs acteurs organisationnels constitue en soi une démarche évaluative. La démarche évaluative consiste à utiliser des méthodes scientifiques suffisamment valides et reconnues dans un domaine d'expertise donné pour porter un jugement entre les différentes composantes d'une intervention ou d'une innovation (Champagne, Contandriopoulos et al. 2009).

S'appuyant sur une revue critique des différents modèles d'évaluation cités dans la littérature en théorie des organisations, le modèle d'évaluation élaboré par Champagne et collaborateurs est un modèle intégrateur qui permet de porter un jugement aussi bien sur la pertinence, la logique, la productivité, l'efficacité et l'efficience d'une intervention, que sur les relations de cette intervention avec son contexte (Champagne, Contandriopoulos et al. 2009). Comparativement aux autres modèles d'évaluation cités dans la littérature, ce modèle dispose donc d'un attribut d'exhaustivité qui peut être mis à contribution dans cette étude, car il permet de tenir compte des principaux enjeux associés à l'évaluation des programmes et interventions en santé.

Afin de tenir compte des éléments mis de l'avant par cette approche évaluative ainsi que les autres éléments identifiés ci-dessous et qui peuvent influencer le processus d'adoption, nous allons expliquer le processus d'adoption des innovations organisationnelles avec trois composantes : une composante stratégique, une tactique et une composante normative.

## 2-1 Composante stratégique de l'adoption

En nous inspirant du modèle d'évaluation de Champagne et collaborateurs (2009), la composante stratégique de l'adoption est en lien avec les différentes activités qui permettent de porter un jugement sur la pertinence de l'innovation à adopter. En d'autres termes, cette composante stratégique devrait permettre d'apprécier l'adéquation entre l'univers des problèmes du système d'action sociale de surveillance épidémiologique qui fait l'objet du processus d'adoption et les objectifs visés par l'innovation introduite.

Rapporté au cadre d'analyse de Parsons, cette adéquation interpelle la fonction d'adaptation à l'environnement, l'alignement stratégique ainsi que la fonction rationnelle du système d'action émergent. En effet, c'est dans la fonction d'adaptation à l'environnement que l'on retrouve les différentes activités qui confèrent au système d'action sociale de surveillance épidémiologique, les aptitudes lui permettant de faire face à l'univers des défis et problèmes reliés à son environnement et à son fonctionnement interne. C'est également au niveau de la fonction d'adaptation à l'environnement que sont définis et réalisés les partenariats stratégiques avec les autres systèmes d'action sociale situés dans son environnement externe et avec lesquels le système d'action sociale de surveillance épidémiologique est censé interagir. La dynamique existante entre les éléments de la fonction d'adaptation et les éléments de la fonction de rationalité du système d'action sociale de surveillance épidémiologique, peuvent ainsi constituer les éléments de mesure de la composante stratégique du processus d'adoption de l'innovation introduite.

Plus précisément, la composante stratégique du processus d'adoption peut être évaluée et mesurer en analysant le jugement porté par les représentants des systèmes d'action sociale intervenant dans l'environnement d'introduction de l'innovation sur les trois éléments suivants : 1) l'importance du problème sous-jacent à l'initiation de l'innovation; 2) l'importance d'agir sur ce problème et ses causes; 3) et la pertinence des partenariats stratégiques proposés dans la résolution du problème.

Figure 3: Composante stratégique de l'adoption

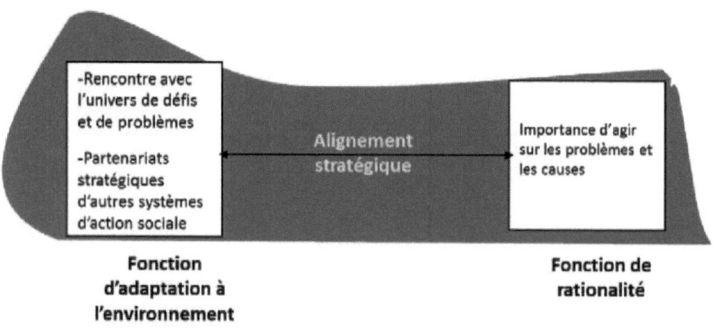

## 2-2 Composante logique de l'adoption

En nous inspirant à nouveau du modèle d'évaluation de Champagne et collaborateurs (2009), la composante logique de l'adoption permet de porter un jugement sur la cohérence de l'innovation sociotechnique à adopter. L'appréciation de cette composante permet de s'interroger sur le bien-fondé de l'innovation, ainsi que sur l'adéquation et la suffisance des moyens mis en œuvre pour rendre l'innovation fonctionnelle.

Rapporté au cadre de Parsons, le bien-fondé de l'innovation peut être apprécié selon l'adéquation entre les moyens de production et les objectifs visés par l'innovation, ce en mobilisant donc la fonction de production, l'alignement tactique et la fonction de rationalité du système d'action sociale de surveillance épidémiologique. Alors que l'appréciation de l'adéquation et de la suffisance des moyens mis en œuvre pour rendre l'innovation fonctionnelle mettrait à contribution les ressources acquises au niveau de la fonction d'adaptation à l'environnement et l'allocation de ces ressources vers la fonction de production du système d'action sociale de surveillance épidémiologique introduit.

Nous estimons ainsi que la mise à contribution de l'alignement tactique, de la fonction de production, ainsi que de l'alignement allocatif peut permettre de mesurer la deuxième composante du processus d'adoption de l'innovation introduite. Plus spécifiquement, cette composante logique du processus d'adoption peut être évaluée et mesurée en analysant le jugement porté par les représentants des systèmes d'action sociale intervenant dans l'environnement d'introduction de l'innovation sur les principales composantes de la solution proposée, ainsi que sur les moyens mobilisés pour rejoindre les objectifs visés par l'innovation sociotechnique.

Figure 4: Composante logique de l'adoption

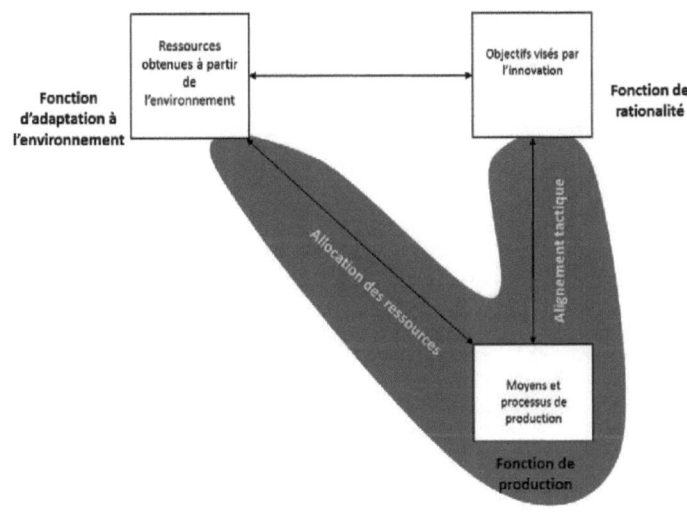

## 2-3 Composante normative de l'adoption

La troisième composante de l'adoption, la composante normative peut être appréciée selon l'intention de participation des différents partenaires organisationnels impliqués dans le processus d'adoption en appréciant les normes et valeurs qui les guident durant le déroulement du processus. L'intention de participation sera appréciée selon la contribution que chaque acteur compte apporter aux fonctions de production et d'acquisition des ressources du système d'action sociale de surveillance épidémiologique ainsi que selon la concordance le degré de partage de la vision relative à la mission, aux normes et valeurs avec celles véhiculées par l'innovation à adopter.

Figure 5: Composante normative de l'adoption

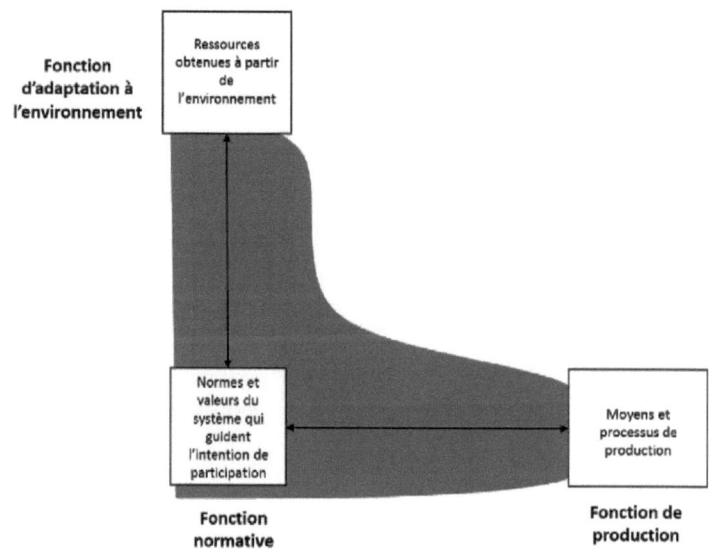

La reconception de l'adoption avec ses trois composantes stratégique, tactique et normative peut ainsi donc permettre de mesurer avec plus d'acuité le niveau d'adoption de la plupart des innovations sociotechniques organisationnelles introduite dans un cadre organisé d'action (organisations, systèmes de santé) afin d'imprimer un changement. En mesurant de façon processuelle et longitudinal le niveau d'adoption des unités d'action visées par l'innovation et en recherchant les éléments qui expliquent ce niveau d'adoption, on se donne ainsi plus d'outils de suivi permettant d'assurer le succès du processus de changement.

Toutefois, pour faciliter l'utilisation de cette reconception, il est nécessaire de traduire ces trois composantes dans un outil de mesure valide. Cet outil de mesure pouvant être un questionnaire utilisable à plusieurs moments du processus de diffusion de l'innovation.

Dans le chapitre suivant, nous allons nous atteler à cette tâche de traduction du construit développé en un outil de mesure valide et pratique pouvant être utilisé dans un cadre et contexte réel.

# CHAPITRE V : ÉTUDE DE CAS PORTANT SUR L'INTRODUCTION D'UN SYSTÈME D'ACTION SOCIALE DE SURVEILLANCE ÉPIDÉMIOLOGIQUE EN HAÏTI

Avec l'explication de cadre méthodologique utilisée ainsi que du nouveau cadre permettant d'analyser et de mesurer adéquatement le processus d'adoption du système d'action sociale de surveillance épidémiologique introduit, nous allons présenter successivement dans ce chapitre les différents systèmes d'action sociale d'informations sanitaires retrouvées dans le système de santé d'Haïti, les résultats proprement dits du processus de mesure de l'adoption de l'innovation introduite ainsi que les éléments expliquant ce niveau d'adoption.

## 1- Description des différents systèmes d'action sociale d'information sanitaires dans le contexte d'introduction de l'innovation

Avec la composante empirique de cette recherche, nous avons identifié 12 organisations qui disposent de systèmes d'action sociale d'informations sanitaires de nature épidémiologique dans le contexte d'introduction du système de surveillance épidémiologique faisant l'objet d'adoption dans le présent ouvrage. Ces organisations étaient affiliées soit aux organisations du système des Nations unies, soit aux organisations de coopération bilatérale américaine et canadienne, soit aux organisations affiliées aux initiatives mondiales de lutte contre le Sida ou encore aux structures nationales du ministère de la santé d'Haïti.

On constate également une certaine variabilité en termes d'entités pathologiques et de régions géographique couvertes par chacun de ces systèmes d'action sociale d'informations sanitaires de nature épidémiologique. En effet, la couverture géographique de ces systèmes d'action sociale varie d'un ou plusieurs départements pour certains systèmes d'action sociale tandis que d'autres couvrent l'ensemble du territoire national. Concernant les entités pathologiques visées, certains systèmes d'action associés à ces organisations identifiées dans le contexte d'introduction de l'innovation recueillent et analysent les informations sanitaires liées essentiellement à certains pathologies ou groupes de pathologies comme les IST/VIH/Sida ou encore la Tuberculose, tandis que d'autres systèmes d'action sociale couvrent un spectre plus important de pathologies allant des maladies prioritaires à surveillance obligatoire comme la poliomyélite à d'autres évènements de santé comme les morts maternelles.

Le table ci-dessous présente les détails spécifiques associés à chacune de ces 12 organisations.

Tableau 3: Liste des organisations impliquées dans la démarche d'adoption

| Organisations | Affiliation organisationnelle | Couverture pathologique | Couverture géographique |
|---|---|---|---|
| Organisation Panaméricaine de la Santé (OPS/OMS) | Organisation Mondiale de la Santé | Maladies immunocontrôlables, quelques maladies à déclarations obligatoire | Couverture nationale |
| Fonds Mondial (FM) | Fonds Mondial | IST/VIH/Sida, Malaria, Tuberculose | Couverture nationale |
| International Child Care (ICC) | Icc/ usaid | Tuberculose, Sida (+/-) | 5 départements |
| Monitoring and Evaluation to ASsess and Use Results (MEASURE) | USAID | Toutes les maladies et événements de santé | Couverture départementale, les 10 départements |
| Programme d'appui à la lutte contre IST/VIH en Haït (PALIH) | Agence Canadienne de Développement Internationale | IST/VIH/Sida | Un seul département (Artibonite) |
| Management Sciences Health (MSH) | USAID | Toutes les maladies et événements de santé | Couverture nationale |
| United States Agency for International Development (USAID) | USAID | Toutes les maladies et événements de santé | Couverture nationale |
| Centers of Diseases Control (CDC) | CDC | IST/VIH/Sida | Couverture nationale |
| Institut Haïtien de l'enfance (IHE) | CDC, USAID | IST/VIH/Sida | Couverture nationale |
| Unité de Coordination et de Contrôle (UCC) | MSPP | IST/VIH/Sida | Couverture nationale |
| Unité de Planification et d'Évaluation (UPE) | MSPP | Toutes les maladies et événements de santé | Couverture nationale |
| Direction de la Santé Familiale (DSF) | MSPP | Santé de la reproduction | Couverture nationale |

## 2- Mesure du niveau d'adoption du système de surveillance épidémiologique

### 2-1 Outils d'analyse pour la mesure du niveau d'adoption de l'innovation

Nous nous sommes appuyés sur le nouveau cadre d'analyse d'adoption présentée dans le chapitre méthodologie pour développer une grille de mesure comportant des questions ouvertes ainsi que des questions avec des échelles de réponse afin de mesurer de façon adéquate appropriée le niveau d'adoption du système d'action sociale de surveillance épidémiologique considérée ici comme une innovation sociotechnique organisationnelle.

Comme indiqué antérieurement, pour avoir une idée plus précise de la composante stratégique de l'adoption de l'innovation à l'étude, on se doit d'analyser le degré d'accord exprimé par les autres systèmes d'action sociale d'informations sanitaires de nature épidémiologique impliqué dans ce processus sur les éléments suivants :

- L'importance du problème sous-jacent à l'initiation de l'innovation
- L'importance et la nécessité de trouver une solution au problème identifié
- La configuration des partenariats stratégiques proposés dans la résolution de ce problème.

Ces différents éléments ont été investigués auprès de chacun des systèmes d'action sociale sollicité par les questions 1 à 8 de la grille d'entrevue élaborée à ce propos et présentée en annexe de l'ouvrage.

Le degré d'accord sur la composante tactique de l'innovation à savoir ses caractéristiques d'organisation, de processus et de contenu par les des différents systèmes d'action sociale sollicités dans ce processus a été investigué par les questions 9 et 12 de la grille de mesure développée.

Enfin, les différents éléments associés à la composante normative de l'adoption de l'innovation introduite ont été mesurés en termes d'intention de participation des autres systèmes d'action d'informations sanitaires de nature épidémiologique au fonctionnement de l'innovation introduite par les questions 13 à 26 de la grille de mesure développée.

**2-2 Résultats de l'analyse de la composante stratégique de l'adoption**
Pour retrouver cette première composante de la mesure de l'adoption du SSE entre les différentes organisations, nous avons cherché à comprendre le niveau de consensus qui se dégageait autour de la disponibilité et de l'utilisation des informations sanitaires, de l'importance de trouver une solution à cette problématique et de la pertinence des partenariats stratégiques.

*Perception du problème de manque et de non-utilisation de l'information sanitaire*

En termes de disponibilité et d'utilisation, la plupart des représentants des acteurs organisationnels sollicités dans le processus d'adoption du SSE s'entendent sur la problématique de base à savoir la non disponibilité et la non utilisation au niveau des structures du ministère de la santé, d'informations sanitaires nécessaires pour la prise de décision et le suivi de l'état de santé de la population. Bien que non utilisées, ou parfois utilisées de façon marginale pour justifier certaines situations sanitaires face aux bailleurs de fonds, quelques acteurs organisationnels rencontrés considèrent que les informations sanitaires sont disponibles au niveau des structures de santé périphériques. Mais ces informations sanitaires arrivent de façon très morcelée aux autres structures du ministère de la santé. Ceci étant, elles sont donc non disponibles pour permettre une prise de décision éclairée aux différents échelons de la pyramide organisationnelle du système de santé d'Haïti. Certains répondants rencontrés rapportaient à cet effet les propos suivants :

« Quand tu vas sur MESI[1], il y a plusieurs variables et informations sur le sida, mais pas sur les autres maladies.....on a demandé au concepteur de MESI de faire les rapports sur uniquement les variables qu'on pense qui ont de l'intérêt pour nous. Mais il n'y a pas mal d'autres, il y a près de 400 à 500 variables qui sont là et non utilisées »

« ...avec toutes les données de HSIS[2], on fournit des informations au MSPP, mais ils ne les utilisent pas... »

« Généralement le peu d'informations sanitaires disponibles est envoyé à partir des directions départementales et des UCS[3] vers les bureaux centraux des programmes nationaux de lutte contre les maladies, mais ces informations ne vont pas au niveau des directions centrales du ministère......... ce qui est déjà une source de conflits potentiels qu'il faut préciser..........il faut préciser le mandat de chacune des entités»

---

[1] MESI est un système mis en place par le CDC pour collecter des informations sanitaires sur les activités de lutte contre les IST/VIH/Sida
[2] HSIS est un système mis en place par l'USAID pour permettre le transfert des informations sanitaires des directions départementales vers le niveau central du ministère
[3] Les UCS sont les unités communales de santé qui constitue l'unité administrative de base du système de santé d'Haïti

« Jusqu'à maintenant, c'est toujours les bailleurs qui demandent telles informations et qui l'obtiennent, le ministère ne le fait pas. Au ministère, il n'y a pas de vision précise sur les informations sanitaires qu'ils voudraient avoir……………..dans le document de stratégie nationale de la santé par exemple il n'y a que quelques pages sur le suivi évaluation………il n'y a même pas le nombre d'indicateurs que le ministère voudrait suivre. C'est un plan qui devraient normalement décrire très bien ce qu'ils veulent et comment ils veulent le faire ».

Par ailleurs, parmi toutes les organisations rencontrées, une seule d'entre elles semble se satisfaire de la qualité et de la validité des informations sanitaires disponibles. Pour les autres organisations, la qualité, la validité et le niveau d'analyse de ces informations font défaut. Certains répondants mentionnent à cet effet :

« Le Fonds Mondial nous demande fournir des données validées. Mais étant donné que l'on intervient sur 54 sites de prestations de services environ, il est difficile d'assurer le suivi pour la validité de toutes ces informations. Ça coûterait beaucoup cher pour assurer la validation de toutes ces données par trimestre»

« Au niveau de l'IHE, il y a une compilation de ces informations qui est faite, mais pas de véritables analyses…À travers notre système ça fait trois ans que l'on compile les informations, mais nous n'avons véritablement pas fait d'analyse des données……… Cette approche d'analyse a été négligée par le besoin donc de production des rapports. Les bailleurs de fonds qui financent ces institutions ces programmes veulent des chiffres pour dire *voilà ce que nous faisons. Mais pour savoir quel est véritablement l'impact du programme ça a ce n'est pas leur souci premier ».*

En plus de la faible qualité et de la validité limitée des informations disponibles, un des partenaires rencontrés (ICC) estime ne pas disposer d'informations sanitaires sur toute une gamme d'interventions, notamment toutes celles relatives aux interventions communautaires de lutte contre le sida.

*Mesure de la nécessité de trouver une solution*
La priorité d'action pour remédier au dysfonctionnement du système d'information est apparue très variable entre les différentes organisations sollicitées dans la démarche d'adoption. En effet, de tous les représentants des organisations rencontrés, seuls quatre d'entre eux considèrent que l'amélioration de la fonctionnalité du système d'information constitue une des priorités sur laquelle il faudrait agir dans le système de santé haïtien.

*Pertinence des partenariats stratégiques*
L'analyse des données laisse entrevoir qu'il n'existe pas de consensus sur la vision portant sur l'implication et le rôle accordé par chacun des acteurs aux autres organisations qui devraient adopter le système de surveillance.

En effet, sur une échelle permettant d'apprécier le rôle potentiel de chacun des acteurs et qui est basée sur le nombre de partenaires qu'il est indispensable d'associer à la démarche, deux visions opposées se situant chacune à une des extrémités de l'échelle se dégageaient nettement. À l'une des extrémités se situe la vision de l'OPS/OMS qui suggère une implication restreinte des différents partenaires organisationnels, tandis qu'à l'autre extrémité, on retrouve la vision de ICC qui prône, quant à elle, une implication intense et simultanée de toutes les organisations sollicitées. Et entre ces deux visions extrêmes, quatre autres visions intermédiaires ont pu ressortir des analyses :

La première vision intermédiaire suggère l'implication effective de quelques structures centrales du ministère notamment celles qui interviennent directement ou indirectement dans le système d'information sanitaire (DELR, UPE et UCC) ainsi qu'une implication des organisations internationales fortement implantées en Haïti, qu'elles soient des organisations d'assistance technique ou des organismes de financement. Alors que la deuxième vision intermédiaire prône d'impliquer les deux directions centrales responsables de la gestion de l'information sanitaire en Haïti (DELR, UPE), les autres directions centrales responsables de la gestion des programmes nationaux de lutte contre les maladies et toutes les autres organisations ou agences internationales qui ont une expertise technique avérée en matière de gestion de système d'informations sanitaires. La troisième vision intermédiaire entrevoit, quant à elle, un SSE qui n'impliquerait que les deux directions centrales en charge de la gestion de l'information sanitaire (DELR et UPE) ainsi que les autres organisations qui disposent d'un système d'information sanitaire fonctionnel. Finalement, la quatrième et dernière vision considérait qu'une implication limitée aux deux directions centrales chargées de la gestion de l'information sanitaire avec les autres directions centrales responsables des programmes nationaux de lutte contre les maladies, est largement suffisant pour rendre opérationnel le système de surveillance épidémiologique.

## 2-3 Résultats de l'analyse de la composante logique ou tactique de l'adoption

Concernant cette deuxième composante de mesure du processus d'adoption, nous avons recherché le degré d'acceptation des principales caractéristiques du SSE proposé aux différentes organisations sollicitées dans ce processus d'adoption. Il s'agit entre autres des caractéristiques d'organisation du SSE notamment le financement, l'intégration, le personnel et le contenu du SSE (Alberny, Champagne et al. 2007).

En termes d'organisation, il existe une concordance partielle entre la vision proposée dans le projet de réorganisation du SSE et la vision qu'ont les différents partenaires impliqués dans le processus.

En effet, l'idée d'un financement mixte associant aussi bien les fonds du Trésor public national haïtien ainsi que ceux de certaines organisations qui assurent le financement de ce type d'activités dans le système de santé d'Haïti fait l'unanimité entre les différentes organisations sollicitées. De plus, la moitié des organisations estiment que l'exécution du projet devrait être sous la responsabilité du MSPP à travers une de ces directions centrales, la DERL.

Par contre, seulement quelques organisations soutiennent l'idée d'un fonctionnement autonome du SSE vis-à-vis du SIS. En dehors de ces quelques organisations, toutes les autres sont davantage favorables à l'intégration du SSE dans le SIS national.

Un quasi-consensus se dégage sur la nécessité d'avoir un SSE décentralisé suivant l'organisation actuelle du système de santé avec un noyau principal situé au niveau départemental.

Cependant, les avis divergent fortement sur le choix du personnel responsable de la surveillance épidémiologique. Une moitié des organisations soutient l'utilisation du personnel chargé de dispenser les soins dans les structures de santé ainsi que l'embauche d'un personnel spécifique pour la gestion des informations sanitaires. Tandis que l'autre moitié estime que l'utilisation d'une seule catégorie professionnelle était suffisante pour faire la surveillance épidémiologique.

En termes de contenu et d'objet de surveillance, peu de partenaires organisationnels partage la vision proposée dans le plan de mise en œuvre du SSE. Leur vision du contenu de surveillance demeure assez variable et s'étend de la surveillance de quelques maladies transmissibles ayant un fort potentiel endémique à la surveillance globale de toutes les maladies obligatoires et autres évènements de santé.

**2-4 Résultats de l'analyse de la composante normative de l'adoption**

Sur cette troisième composante de mesure du processus d'adoption, le constat établi sur l'intention de participation des différentes organisations sollicitées reste très variable d'un partenaire à l'autre. En fait, pour chacune de ces organisations, cette intention de participation peut se traduire concrètement par le partage et l'échange d'expertises techniques spécifiques en matière de surveillance épidémiologique ainsi que par le financement de certaines activités prévues dans le plan de mise en œuvre du SSE. Une analyse plus fine de l'intention de participation en fonction de l'intensité avec laquelle chaque partenaire désire s'impliquer dans le SSE nous a conduits à catégoriser les différentes organisations rencontrées en trois groupes : ceux qui ont une intention d'implication forte, modérée, et finalement faible.

Ces groupes ont été définis en fonction de deux dimensions principales à savoir la façon dont chaque acteur voudrait participer non seulement au système de production du système d'action sociale émergent; la façon dont chaque acteur voudrait participer à l'acquisition des ressources humaines, financières et matérielles provenant de l'environnement dans lequel le système d'action sociale émergent sera appelé à évoluer. En plus de ces deux dimensions principales, l'intention d'implication de chaque organisation devrait en outre prendre en considération le degré de partage de la vision relative à la mission, aux buts et aux valeurs associées au SSE.

Sur cette base, les acteurs qui ont une intention d'implication forte ont été définis comme étant ceux qui partagent les valeurs, les buts du SSE et qui désirent apporter des éléments de participation non seulement au niveau du système technique de production, mais aussi au niveau de l'acquisition des ressources humaines, matérielles et financières nécessaires au fonctionnement du SSE.

De tous les partenaires organisationnels rencontrés, seul l'OPS/OMS peut être considéré comme un acteur ayant cette caractéristique d'intention d'implication forte. Bien qu'étant responsable de la gestion du système de surveillance des maladies du PEV, l'OPS/OMS à travers son département d'appui au développement de la surveillance partage en effet la vision du système de surveillance épidémiologique globale et nationale des maladies et autres événements de santé en Haïti. Cette organisation manifeste par ailleurs une intention d'implication dans le SSE à travers un appui potentiel à la formation continue du personnel des directions centrales et départementales responsables de la surveillance, la fourniture d'informations épidémiologiques relatives aux maladies du PEV et certaines MDO ainsi qu'à l'équipement de la DELR en outils matériels et logistiques nécessaires à son fonctionnement.

Dans la deuxième catégorie d'acteurs, c'est-à-dire ceux qui ont une intention d'implication modérée, on retrouve la majorité des organisations sollicitées dans la démarche d'adoption à savoir le PEPFAR, le Fonds mondial, PALIH, MEASURE et l'UPE. Ces organisations manifestent un intérêt de participation à travers une implication dans les deux dimensions principales du SSE citées précédemment à savoir la dimension de production des informations sanitaires et la dimension d'acquisition des ressources. Ainsi les trois premières organisations de cette catégorie (PEPFAR, Fonds Mondial et PALIH) estiment pouvoir apporter des ressources financières et matérielles puis fournir des intrants informationnels pour le système de production du SSE. Toutefois, elles ne partagent pas pour autant les buts et la mission assignée au système de surveillance épidémiologique. Ces organisations disposaient en effet de leur propre système d'information sanitaire spécifique à des maladies bien données (Sida, IST, TB, Malaria) et avec des buts qui étaient davantage liés aux mécanismes de suivi/évaluation des différents projets nationaux ou régionaux qu'ils mettaient en place. Par ailleurs les deux derniers acteurs (MEASURE et UPE) de cette catégorie d'organisations à intention d'implication modéré disposent de la caractéristique commune de vouloir s'impliquer dans la surveillance épidémiologique globale et nationale et de participer dans la dimension « système de production » du SSE à travers l'apport d'une expertise technique spécifique (programme HSIS pour MEASURE et cogestion du SIS pour l'UPE).

Finalement, tout en ne partageant pas les buts, les valeurs et la mission véhiculés proposés par le SSE, les organisations qui ont une faible intention de participation n'envisageaient de s'impliquer que dans une seule des deux dimensions principales du système de surveillance. On retrouve dans cette catégorie d'organisations, la DSF, l'UCC, l'IHE et ICC. En plus de n'être orientée que sur une seule maladie ou événement de santé, l'intention de participation de ces organisations apparaît également comme étant marginale, à travers l'apport d'une expertise technique pour appuyer le système de production du SSE. D'où leur catégorisation comme partenaires à faible intention d'implication dans le processus d'adoption du SSE.

## 2-5 Mesure proprement dite de l'adoption

En combinant les trois composantes principales de mesure de l'adoption suggérées dans cette étude, à savoir le partage de la vision stratégique (composante stratégique), le jugement sur le bien-fondé de la solution proposée (composante logique), ainsi que l'intensité de l'intention de participation des différentes organisations sollicitées dans ce processus (composante normative), quatre niveaux d'adoption du projet de SSE peuvent être définis, soit un niveau d'adoption complet, partiel, marginal et indéfini.

> *Adoption complète*: les organisations qui présentent ce niveau d'adoption partagent la vision stratégique ainsi que le bien-fondé du projet et disposent aussi d'une intention de participation forte. Dans cette étude, aucune des organisations sollicitées ne démontre des attributs permettant d'avoir un niveau complet d'adoption du SSE.

*Adoption partielle*: pour ce niveau d'adoption, l'organisation partage soit la vision stratégique du projet, soit son bien-fondé et dispose également d'une forte intention de participation au projet. Dans le cadre de cette étude, les organisations qui présentent ce niveau d'adoption sont l'OPS/OMS, le Fonds Mondial, ICC et l'UPE.

*Adoption marginale* : avec cet autre niveau d'adoption, l'organisation n'est en accord, ni avec la vision stratégique, ni avec le bien-fondé du projet, mais dispose d'une certaine intention de participation qui reste néanmoins faible. Les organisations ayant ce niveau d'adoption sont les suivantes: MEASURE, IHE, DSF, COAG, UCC, PALIH.

*Adoption inexistante*: les organisations qui présentent ce niveau d'adoption disposent d'une méconnaissance du système de surveillance épidémiologique proposé dans le cadre de ce projet. Il s'agit de MSH et du CDC.

## 3- Validité de l'étude de cas

Au terme de la présentation des résultats de cette étude de cas, nous allons discuter dans cette dernière section des aspects qui portent sur la validité de l'instrument d'analyse et de mesure de l'adoption élaboré et utilisé tout au long de cette étude. La validité d'un instrument se définit comme étant sa capacité à mesurer un phénomène à l'étude, autrement dit, l'adéquation qui existe entre les variables retenues et le concept théorique à mesurer (Contandriopoulos, Champagne et al. 2005). Plusieurs critères sont utilisés en sciences sociales et dans les sciences de la santé pour apprécier la validité des instruments de mesure. Parmi ces critères, les plus utilisés sont la validité apparente, la validité de contenu, la validité de critère et la validité de construit (Seale 1999, Contandriopoulos, Champagne et al. 2005, Fermanian 2005).

La validité apparente réfère aux aspects visibles et attractifs du questionnaire dont on cherche à apprécier la validité. Même si certains auteurs intègrent parfois la validité apparente dans la validité de contenu (Contandriopoulos, Champagne et al. 2005), nous faisons le choix de les distinguer. Car, nous estimons que chaque type de validité permet d'apporter un éclairage supplémentaire dans l'appréciation de la qualité de l'instrument de mesure.

Ceci étant, la validité apparente permet de porter un jugement sur les aspects apparents de l'instrument de mesure, soit sa longueur, le libellé des items ou encore les modalités de réponse proposées.

Contrairement à ce premier critère de validité qui apprécie les aspects apparents de l'instrument de mesure, la validité de contenu constitue un exercice d'analyse et d'appréciation plus poussé. Il consiste à émettre un jugement permettant de s'assurer que tous les aspects du concept ou du phénomène étudié sont bien pris en considération par l'instrument de mesure. Plus précisément, il est admis que lorsque les items d'un instrument de mesure sont d'une part pertinents et, d'autre part, couvrent l'ensemble des aspects ou dimensions du phénomène étudié, on peut alors considérer que le questionnaire a une bonne validité de contenu. Ce faisant, la pertinence et la représentativité des items de l'instrument sont les deux éléments qui permettent de s'assurer de sa validité de contenu.

La validité de critère, troisième type ou critère de validité permet d'apprécier la corrélation entre les résultats de l'instrument de mesure avec un critère extérieur considéré comme outil de référence ou « gold standard » (Fermanian 2005). En pratique, la validité de critère comprend la validité concomitante qui est appréciée lorsque l'instrument de mesure étudié et le critère de référence choisi sont utilisés en même temps et la validité prédictive qui est utilisée lorsqu'une certaine période de temps s'écoule entre l'administration de l'instrument de mesure et du critère de référence.

Le quatrième type de validité, la validité de construit porte sur l'argumentaire qui permet de soutenir les liens établis entre les différentes composantes du concept ou du phénomène étudié par le questionnaire avec les variables mobilisées pour son opérationnalisation ou sa mesure (Contandriopoulos, Champagne et al. 2005). Cette validité peut être appréciée soit en mettant à l'épreuve des faits empiriques, un certain nombre d'hypothèses portant sur les résultats attendus suite à l'utilisation de l'instrument de mesure ou encore en comparant les résultats obtenus par le questionnaire de mesure à valider avec un autre questionnaire qui mesure le même construit.

L'application de ces quatre critères de validité au questionnaire utilisé dans cette étude nous amène à formuler les constats suivants.

Pour la validité apparente, l'instrument de mesure élaboré pour l'analyse de l'adoption du SSE comporte 26 questions ouvertes. La formulation des questions tient aussi bien compte du contexte que du cadre organisationnel au sein desquels les différentes personnes soumises au questionnaire exercent leur travail. Également, la formulation de certaines questions utilise des stratégies reconnues pertinentes dans le domaine des sciences sociales et des sciences de la santé. Par exemple, pour connaître l'importance que les différentes personnes rencontrées accordaient à la surveillance épidémiologique, une des questions de l'instrument de mesure a été formulée en termes de « Willingness to pay » (question 7). Autrement dit, on leur demandait d'accorder une certaine valeur monétaire à différents enjeux de fonctionnement du système de santé d'Haïti parmi lesquels on incluait la surveillance épidémiologique. Une échelle de Likert cotée de 1 à 4 a également été utilisée pour apprécier jusqu'à quel point les personnes rencontrées estimaient qu'il était utile et nécessaire d'associer d'autres organisations dans le développement du SSE.

Concernant la validité de contenu, toutes les questions de l'instrument de mesure sont associées aux différentes composantes de l'adoption identifiées dans le cadre théorique de cette étude. Les questions 1-8 permettent d'apprécier la composante stratégique de l'adoption. Les questions 9-12 sont liées à la composante logique de l'adoption, tandis que les questions 13 à 26 permettent d'apprécier la composante normative de l'adoption. L'identification de ces composantes s'est appuyée sur une démarche préalable de clarification du concept d'adoption à travers la réalisation d'une revue critique de la littérature en théorie des organisations. Par ailleurs, si les deux premières composantes de l'adoption (stratégique et logique) permettent d'apprécier les enjeux qui sont d'ordre plus rationnel de l'adoption, la troisième composante (normative), qui questionne l'intensité de l'intention de participation des acteurs, permet de soulever des enjeux qui sont de nature plus politique et qui peuvent survenir lors de l'introduction de toute nouvelle innovation dans un cadre interorganisationnel donné. Ces trois dimensions couvrent donc de façon exhaustive les différentes facettes que peut présenter le concept d'adoption des innovations.

La validité de critère ($3^{ème}$ type de validité) a été appréciée en portant un jugement sur la validité prédictive de notre instrument de mesure de l'adoption. En effet, avec le recul dont on dispose aujourd'hui sur l'issue du projet de système de surveillance épidémiologique en Haïti (3 ans après son initiation), on peut considérer que la non poursuite et la non implantation du projet s'alignent logiquement avec les niveaux faibles et limités d'adoption du SSE par les différentes organisations rapportés dans cette étude.

Enfin, nous n'avons pas été en mesure d'apprécier la validité de construit de notre instrument de mesure. Pour cela, il aurait fallu élaborer et tester empiriquement de nouvelles hypothèses sur les résultats attendus de l'adoption du SSE ou encore comparer les résultats d'adoption obtenus à travers notre questionnaire à ceux obtenus par d'autres questionnaires.

Dans le premier cas, le cadre dans lequel cette étude a été effectuée (recherche doctorale) nous limite quant aux possibilités dont on dispose pour initier de nouvelles recherches et tester ainsi d'autres hypothèses de recherche liées aux résultats attendus de l'adoption. Mais qu'à cela ne tienne, cela pourrait être fait dans le cadre de projets de recherche ultérieure. Tandis que pour le deuxième cas, la revue de la littérature effectuée dans cette étude a permis de constater que la littérature traite très peu et, souvent de façon superficielle, l'étape d'adoption des innovations dans le processus d'introduction du changement organisationnel. Et de ce fait, nous n'avons pas trouvé d'autres grilles d'analyse et de mesure de l'adoption des innovations qui auraient pu permettre d'avoir d'autres résultats sur le processus d'adoption du SSE et les comparer avec ceux que nous avons obtenus avec notre instrument de mesure.

## 4- Explication du niveau d'Adoption du système de surveillance épidémiologique

### 4-1 Outils d'analyse pour l'explication du niveau d'adoption de l'innovation

Une fois mesuré, nous tenterons d'expliquer le niveau d'adoption de l'innovation par les différents systèmes d'action sociale sollicités en analysant le degré d'articulation de leurs fonctions respectives. Pour ce faire, nous allons considérer les différents systèmes d'informations sanitaires de nature épidémiologique impliqués dans le processus d'adoption de cette innovation organisationnelle comme de véritables systèmes d'action sociale ayant leurs propres caractéristiques fonctionnelles à savoir les caractéristiques fonctionnelles de rationalité, d'adaptation, de production et de stabilité normative. Avec cette considération, le niveau d'adoption du système d'action sociale de surveillance épidémiologique objectivé pourra être expliqué en fonction du degré d'articulation entre les différentes fonctions des autres systèmes d'action sociale censés adopter l'innovation sociotechnique à l'étude dans cet ouvrage.

La fonction de production de ces systèmes d'action sociale sera associée aux processus de production et de traitement de l'information sanitaire de nature épidémiologique réalisés par chacune de ces organisations. Pour retrouver les éléments associés à cette fonction, nous avons investigué les éléments suivants de chaque organisation: la nature et le volume de l'information sanitaire traitée, la façon dont elle est traitée, ainsi que la qualité des informations traitées.

Ces informations sanitaires sont produites pour atteindre les buts spécifiques de ces organisations. Pouvant être uniques ou multiples, bien définies ou floues et variables d'une organisation à une autre, les informations sanitaires produites ont pour but ultime de suivre l'état de santé des populations, déterminer et planifier les priorités de santé des populations, ou encore réallouer des ressources.

Pour produire et traiter ces informations, ces systèmes d'action sociale d'informations sanitaires ont également besoin de s'adapter à l'environnement organisationnel dans lequel ils évoluent. Parmi les éléments de la fonction liée à l'adaptation à l'environnement, nous avons recherché l'étendue de la couverture géographique et populationnelle concernée par les informations sanitaires produites et traitées, les différentes sources d'information sanitaire, l'utilisation d'une expertise technique externe, les mécanismes de distribution de l'information sanitaire et les principaux acteurs visés par cette distribution.

Le fonctionnement de tout ce mécanisme organisationnel est par ailleurs assujetti à l'engagement de ces systèmes d'action envers un ensemble de valeurs et normes censé être partagé par leurs membres. Dans cette dernière catégorie fonctionnelle du cadre théorique de Parsons, nous avons recherché dans un premier temps la présence d'une culture ou habitude de collecte, de traitement, d'analyse et de diffusion de l'information sanitaire dans les organisations investiguées et dans un deuxième temps l'existence d'un personnel spécifique dédié à la gestion de l'information sanitaire ou encore à la prise de décision basée sur les informations sanitaires.

Une fois ces différents éléments recherchés et déterminés, nous ferons par la suite l'exercice d'analyse du niveau d'articulation des fonctions associées à ces différents systèmes d'action sociale et fournir ainsi une explication structurée et systématisée du niveau d'adoption de l'innovation introduite.

Une liste plus exhaustive des variables investiguées dans chacune des fonctions des différents systèmes d'action sociale est présentée dans le tableau suivant.

Tableau 4: Variables recherchées dans les différents systèmes d'action

| Fonctions | Variables |
|---|---|
| Adaptation à l'environnement | - Sources des données ou des informations<br>- Sources de financement<br>- Utilisation d'une expertise technique externe<br>- Interactions organisationnelles<br>- Acteurs nationaux ou internationaux visés par la distribution des informations<br>- Couverture pathologique, géographique et populationnelle<br>- Durabilité et stabilité |
| Rationnelle | - Définir le profil de santé de la population<br>- Définir la tendance évolutive d'une maladie ou d'un groupe de maladies, d'une population ou d'un sous-groupe de la population<br>- Apprécier et accroître la fonctionnalité des organisations |
| Production | - Nature et volume de l'information sanitaire traitée<br>- Qualité des informations traitées<br>- Complétude<br>- Processus de collecte, de traitement, d'analyse et de diffusion des informations |
| Normative | - Culture et habitude de collecte, de traitement, d'analyse, de diffusion de l'IS<br>- Existence d'un personnel spécifique pour la gestion des IS |

## 4-2 Analyse de l'articulation fonctionnelle entre les différents systèmes d'action sociale

*Analyse de l'articulation au niveau de la fonction rationnelle*

Avec les données recueillies, nous avons pu mettre en évidence une faible convergence sur la fonction de rationalité entre d'une part les buts poursuivis par les systèmes d'action sociale de surveillance épidémiologique associé au ministère de la santé d'Haïti et d'autre part les buts poursuivis par les autres systèmes d'action mis en place par les autres organisations internationales. De façon plus spécifique, ce phénomène s'illustre par la divergence notée entre les buts du système d'action sociale associé au projet de renforcement du SIS national haïtien et les buts des autres systèmes d'action des autres organisations internationales. L'innovation organisationnelle introduite qui est censée redynamiser le système d'informations sanitaires dans son ensemble a pour but principal de suivre l'état de santé de la population haïtienne de façon globale et holistique. Mais ce but principal n'est partagé que par un seul système d'action sociale à savoir celui associé à l'OPS/OMS. Cette dernière organisation fait en effet de la surveillance des maladies du Programme Élargie de Vaccination (PEV) et de certaines maladies à déclaration obligatoire (MDO) au niveau national un de ces buts principaux.

Par ailleurs, le but plutôt secondaire du l'innovation introduite et qui consiste de faire le suivi et d'évaluation des actions majeures de santé publique menées en Haïti, apparaît, par contre, comme étant le but essentiel de la plupart des SAS de surveillance épidémiologique mis en place par les organisations internationales présents dans le paysage sociosanitaire haïtien. Les systèmes d'informations sanitaires de ces différentes organisations sont généralement implantés pour fournir des informations sanitaires permettant de suivre et d'évaluer les projets et programmes mis en place par ces organisations. Les informations sanitaires, de nature épidémiologique ou non, sont collectées et analysées pour servir des fins de gestion de projet pour certaines organisations (CDC, MSH, FM, IHE) ou encore pour faire essentiellement de la surveillance clinique et biologique des IST/VIH/Sida pour d'autres (PALIH, UCC, ICC)

Le tableau 5 en annexe présente les caractéristiques de rationalité de chacun des systèmes investigués.

*Analyse de l'articulation au niveau de la fonction de production*
Cette étude de cas fait également ressortir la faible articulation entre les fonctions de production des SAS impliqués dans le processus d'adoption de l'innovation introduite dans le système de santé d'Haïti. En effet, certains des SAS sollicités dans le processus d'adoption de cette innovation, notamment ceux associés aux organisations internationales, ne produisent que des informations sanitaires de ressources ou encore des statistiques de service. Leur production d'informations sanitaires de type épidémiologique visant plusieurs maladies à la fois et couvrant l'ensemble de la population demeure quant à elle marginale.

Les mécanismes de contrôle de qualité des informations produites sont inexistants dans le système d'action sociale d'information sanitaire associé aux directions du MSPP, et limités dans ceux associés aux organisations internationales.

Par ailleurs, même si la plupart des SAS disposent de leurs propres outils de collecte et d'analyse, il existe néanmoins une certaine similitude entre les différentes procédures de collecte, d'analyse des informations sanitaires utilisées par l'ensemble des systèmes d'action en présence en Haïti.

Le tableau 6 en annexe présente plus en détail les différents éléments de production des systèmes d'action investigués.

*Analyse de l'articulation au niveau de la fonction d'adaptation à l'environnement*

De l'analyse de l'articulation des éléments entre les différentes fonctions d'adaptation à l'environnement, il ressort une grande similitude sur les sources de données ainsi que sur les sources de financement des différents systèmes d'action sociale qui sont sollicités dans le processus d'adoption de cette innovation organisationnelle. En effet, ce sont les mêmes structures de santé (dispensaires, hôpitaux, directions départementales) qui fournissent les informations sanitaires aussi bien aux systèmes d'action associés au ministère de la santé qu'aux autres systèmes d'action associés aux organisations internationales.

Les bailleurs de fonds qui financent le fonctionnement de tous ces systèmes d'action restent également les mêmes, c'est-à-dire l'Agence américaine de développement international (USAID) avec le programme d'urgence de lutte contre le sida (PEPFAR), l'Agence canadienne de développement international (ACDI), et le Fonds Mondial de lutte contre le sida, la malaria et la tuberculose.

Bien que les interactions organisationnelles envisagées dans l'introduction du système de surveillance épidémiologique soient différentes de celles qui étaient présentes en Haïti lors de notre séjour de recherche, il ressort que le fonctionnement du processus de production de l'information sanitaire des différents systèmes d'action en Haïti repose sur les mêmes organisations. Il s'agit des structures satellites de certaines agences de coopération internationale (USAID, FM, ACDI, PEPFAR), certains programmes nationaux de santé publique et certaines organisations qui font la prestation des soins et des services de santé. Donc, au niveau de la dimension d'interaction organisationnelle de la fonction d'adaptation à l'environnement du système d'action sociale en émergence, il n'y a pas une très grande divergence entre les interactions organisationnelles actuellement en cours et celles proposées dans la démarche de collaboration envisagée.

Par ailleurs à l'exception d'un seul système d'action social, notamment celui associé au projet PALIH mis en place par l'agence canadienne de développement international, tous les autres systèmes d'action identifiés interviennent simultanément sur l'ensemble du territoire national haïtien.

Ainsi, la mise en évidence de ce constat de similitude entre certains éléments de la fonction d'adaptation à l'environnement indique la possibilité de survenues éventuelles de conflits d'intérêts, de concurrence et de compétition dans le processus d'adoption et de diffusion de l'innovation étudiée dans cet ouvrage.

Le tableau 7 en annexe du présent ouvrage, les différents éléments de la fonction d'adaptation retrouvés pour chacun des systèmes d'action.

*Analyse de l'articulation au niveau de la fonction normative*
Les systèmes d'action sociale sollicités dans ce processus d'introduction du système de surveillance épidémiologique permettent généralement de

générer des informations permettant à leurs bailleurs de fonds d'assurer la continuité de leur financement. Ce faisant, les règles, normes et valeurs véhiculées par les systèmes d'action associés aux organisations internationales notamment celles qui ont trait à l'habitude de collecte, d'analyse et d'utilisation des informations sanitaires sont largement partagées au sein de ces systèmes d'action sociale. Il existe donc un certain consensus idéologique autour des normes et valeurs qui accompagnent la production de l'information sanitaire pour les systèmes d'action sociale associés aux organisations internationales.

Par contre, cette culture de collecte et de traitement de l'information sanitaire n'est pas très présente au niveau des systèmes d'action associés au ministère de la santé. Les informations sanitaires n'y sont pas produites sur une base régulière, et très peu de décisions sont prises à partir de ces informations produites par les systèmes d'information du ministère.

En regard donc de la fonction de stabilité normative, le système d'action sociale de surveillance épidémiologique ne pourra donc s'appuyer que sur un ensemble de normes et valeurs peu partagées par les différents systèmes d'action sollicités dans sa formation.

Le tableau 8 en annexe présente les caractéristiques normatives de chacun des systèmes d'action investigués

**CONCLUSION**

Dans cet ouvrage à la fois théorique et empirique, nous avons utilisé la théorie de l'action de Parsons pour approfondir la compréhension du concept d'adoption des innovations afin de favoriser l'introduction du changement dans un contexte de système de santé complexe faisant intervenir de nombreux acteurs de nature et d'appartenance différentes. À la lumière des données de la littérature, nous avons réussi proposé une nouvelle approche de compréhension de l'adoption qui consiste de la concevoir non pas comme une étape ponctuelle ayant une issue dichotomique (adoption ou non adoption), mais plutôt comme un processus dynamique qui évolue et se transforme dans le temps tout au long du processus d'introduction du changement. En effet, nous avons situé l'adoption au niveau de la fonction d'adaptation à l'environnement du processus de changement où elle serait en interaction continue et réciproque avec les autres éléments de la fonction d'adaptation, mais aussi avec les autres fonctions du système d'action sociale lié au changement en émergence. Et de ce fait, nous avons défini l'adoption avec des composantes stratégique, logique et normative.

Initialement considérée comme étant une étape fixe ayant une issue dichotomique dans l'étape de prise de décision du processus de diffusion des innovations, nous avons adjoint à l'adoption, des éléments théoriques supplémentaires qui permettent de le considérer comme un processus dynamique qui peut se poursuivre et se façonner tout au long du processus d'introduction du changement. En utilisant des éléments issus de la théorie de l'action sociale de Parsons et du domaine de l'évaluation des interventions, nous avons également développé un outil qui permet d'opérationnaliser la mesure de cette nouvelle compréhension de l'adoption. Cet outil tient compte d'une perspective rationnelle dans ces deux premières composantes (stratégique et tactique) et d'une perspective politique à travers la composante normative dont la finalité est d'apprécier l'intention de participation des différents acteurs organisationnels impliqués dans le processus.

Cette démarche nous a permis d'opérationnaliser la mesure d'adoption en fonction de la convergence des visions stratégique et logique de ces acteurs organisationnels et en fonction de l'intensité de leur intention de participation au projet d'introduction du changement. De façon plus concrète, nous avons recherché la concordance de la vision stratégique de ces différents acteurs selon l'importance qu'ils accordaient au problème identifié et à ses causes, selon l'importance qu'ils accordaient à la nécessité d'agir sur ce problème et ses causes ainsi que selon la pertinence des partenariats stratégiques proposés dans la résolution du problème (composante stratégique de l'adoption). La concordance de vues sur le bien-fondé de la solution proposée fut recherchée en fonction de l'accord de ces différents acteurs organisationnels sur les composantes de l'innovation à adopter (composante logique de l'adoption). L'intensité de l'intention de participer fut déterminée selon la contribution que chacun des acteurs organisationnels comptait apporter à la capacité de production et d'acquisition des ressources nécessaires au fonctionnement de l'innovation et selon la concordance entre les normes et valeurs véhiculées dans les organisations avec celles véhiculées dans le cadre du projet de changement (composante normative de l'adoption).

Suite aux résultats de notre recherche, nous avons constaté qu'aucune des organisations impliquées dans le processus d'introduction de l'innovation, le SSE dans ce cas-ci, ne disposait d'un niveau d'adoption optimal. Ce niveau d'adoption optimal étant défini en fonction du degré de partage de la vision stratégique et du bien-fondé de l'innovation par l'organisation sollicitée ainsi que par son intention d'implication forte. Par contre, quatre des organisations impliquées semblaient disposer d'un niveau d'adoption partielle tandis que six organisations avaient un niveau d'adoption marginale. De par leur faible connaissance de l'innovation et/ou par leur faible intention de participation, les deux autres acteurs organisationnels restants avaient un niveau d'adoption inexistant. La mise en évidence de niveaux variables, mais faibles d'adoption au cours du projet d'introduction d'un système de surveillance épidémiologique en Haïti a permis de démontrer l'applicabilité empirique de cette reconception de l'adoption. Également, ces faibles niveaux d'adoption démontrent la nécessité de prendre en considération la complexité organisationnelle dans laquelle évolue actuellement le système de santé d'Haïti ainsi que la pertinence de créer ou de renforcer les interrelations qui existent entre les différentes entités organisationnelles qui y interviennent.

Avec cette réconceptualisation de l'adoption non pas comme une étape ponctuelle dans le processus de diffusion des innovations, mais plutôt comme un processus dynamique qui pourrait se transformer dans le temps, nous estimons que la poursuite de cette étude à travers d'autres recherches supplémentaires aurait été utile pour documenter d'une part l'évolution des différents niveaux d'adoption organisationnelle mis en évidence dans cette première étude et donc du processus d'introduction du changement initié et, d'autre part, pour accroître la validité de construit de l'instrument de mesure utilisé dans l'étude.

Toutefois, compte tenu de la non-poursuite du projet d'introduction du système de surveillance épidémiologique en Haïti, nous n'avons pas eu la possibilité d'effectuer des mesures supplémentaires afin de suivre et de documenter l'évolution du processus d'adoption auprès des acteurs organisationnels sollicités. Par conséquent, nous estimons qu'il serait approprié d'enrichir cette première analyse transversale en initiant des recherches supplémentaires à d'autres périodes pour documenter cette évolution.

Même si l'outil développé dans cette étude est plausible, car d'une part, il permet d'aller au-delà de tout ce qui était antérieurement proposé dans la littérature pour analyser et mesurer le concept d'adoption des innovations et, d'autre part, il s'appuie sur un cadre théorique dont la portée et le potentiel ontologique ont été rapportés dans plusieurs études, nous estimons qu'il serait également approprié d'entreprendre d'autres recherches afin d'accroître sa validité de construit.

Par ailleurs, au terme de l'analyse portant sur l'explication du niveau d'adoption du système d'action de surveillance épidémiologique introduit, il nous a été possible de faire ressortir une faible articulation et une faible convergence entre les fonctions des systèmes d'action sociale impliqués dans le processus d'adoption du système d'action sociale introduit comme une innovation organisationnelle dans le système de santé d'Haïti. Cette divergence fonctionnelle reste beaucoup plus marquée lorsque l'analyse est faite entre les différents systèmes d'action sociale associés au MSPP et ceux associés aux organisations internationales. En effet, ces systèmes d'action sociale sont reliés à d'autres systèmes d'action sociale plus larges et plus complexes qui sont généralement situés à l'extérieur du système de santé d'Haïti. Et, ce sont ces systèmes d'action sociale situés à l'extérieur du système de santé d'Haïti qui définissent et orientent les caractéristiques et attributs de fonctionnement des systèmes d'action sociale qui interviennent directement dans le système de santé d'Haïti. À titre illustratif, l'on peut mentionner le cas des représentations nationales du Fonds Mondial, du PEPFAR ou encore de l'OMS dans les systèmes de santé d'Haïti. Ces représentations nationales constituent en fait des appendices ou des composantes de systèmes d'action sociale qui sont plus larges et plus complexes que sont dans ces exemples le bureau central du Fonds Mondial en Suisse, le département d'état et le Center of Disease Control, ou encore le bureau Amérique de l'OMS qui est lui aussi un appendice du bureau central de l'OMS. En fournissant l'essentiel des ressources nécessaires à leur fonctionnement et guidant aussi l'orientation des actions qu'ils initient et mettent en œuvre en Haïti, la plupart des systèmes d'action sociale sollicité dans le processus d'adoption du SSE dépendent donc fondamentalement des systèmes d'action sociale plus larges et plus complexes situés à l'extérieur du système de santé d'Haïti.

Ainsi, avec la présence d'agrégats de plusieurs systèmes d'action sociale avec des propriétés, des caractéristiques et des ancrages idéologiques qui sont différents les uns des autres et qui puisent leurs attributs à l'extérieur des « frontières » du système de santé d'Haïti, on peut difficilement s'attendre à ce que le projet d'introduction d'un nouveau système d'action sociale de surveillance épidémiologique proposé par le ministère de la santé d'Haïti présente un niveau d'adoption élevé. En fait, une analyse plus fine des caractéristiques fonctionnelles des 12 systèmes d'action sociale sollicitées dans le projet d'adoption du SSE permet de construire une architecture des relations organisationnelles observées. Par exemple les systèmes d'action sociale associés aux organisations comme ICC (International Child Care), MSH (Management Science for Health) ou encore Measure Evaluation sont des entités qui initient et mettent en œuvre de façon relativement autonome et indépendante des actions au sein du système de santé d'Haïti. Cependant, l'identification de certains éléments fonctionnels de ces systèmes d'action sociale a permis de démontrer qu'ils sont fortement associés au système d'action sociale associé au programme américain d'aide au développement international (USAID). En effet, c'est l'USAID qui leur fournit le financement nécessaire à leur fonctionnement ainsi que l'expertise technique dont elles ont besoin pour le traitement et l'analyse de l'information sanitaire. Les informations sanitaires qu'elles utilisent proviennent également d'autres systèmes d'action sociale associés à des organisations situées à un échelon inférieur et qui sont également appuyés financièrement et techniquement par l'USAID.

Suivant la même logique, les autres systèmes d'action sociale sollicités dans le processus relèvent aussi d'une part du programme canadien d'aide au développement international, c'est le cas du projet PALIH et d'autre part d'un partenariat mis en place entre le ministère de la santé d'Haïti, l'USAID et le CDC pour le cas de Plan/Haïti.

Ce faisant, l'essentiel des systèmes d'action sociale sollicités dans le projet d'introduction du SSE sont liées à un niveau de complexité plus élevé à l'une des entités supraorganisationnelles que sont l'USAID, l'ACDI, l'OMS ou encore le MSPP d'Haïti. Or ces entités supraorganisationnelles qui disposent de ressources et de capacités d'action qui sont inégale, interviennent de façon parallèle et non nécessairement concertée dans le système de santé d'Haïti. Les idéologies et les valeurs véhiculées par chacune de ces supraentités sont également différentes les unes des autres. Il en est aussi de même de leurs agendas d'action respectifs, ainsi que de leur compréhension des différents arrangements organisationnels (structures de financement et de suivi, RH requises) à initier et à mettre en œuvre pour le fonctionnement d'un projet de santé. Par conséquent, un projet initié par le MSPP avec l'appui financier et technique de la BID qui est un autre acteur organisationnel impliqué dans le fonctionnement des systèmes de santé de certains pays en développement ne pouvait rencontrer que très difficilement les exigences et priorités des trois entités supraorganisationnelles sollicités dans le processus d'introduction du SSE en Haïti.

Enfin, au-delà de cette explication des niveaux d'adoption objectivés dans cette étude, on peut considérer que le niveau d'adoption partielle du SSE par certains systèmes d'action sociale sollicités dans ce processus peut conduire à une ébauche de diffusion et de changement dans le long terme. En effet, avec cette reconception théorique du processus d'adoption et de diffusion des innovations organisationnelles, l'adoption partielle de certaines caractéristiques fonctionnelles de l'innovation introduite peut déjà avoir une certaine influence sur l'orientation des buts poursuivis par les autres systèmes d'action sociale impliqués dans ce processus. La finalité du système d'action sociale de surveillance épidémiologique étant de fournir des informations valides et fiables pour la prise de décision, son adoption partielle par certains systèmes d'action sociale peut par exemple conduire ces derniers à s'approprier la vision stratégique du SSE et à redéfinir leurs buts et leurs priorités en fonction de ces nouvelles informations sanitaires obtenues à travers l'adoption partielle du SSE. L'adoption partielle du SSE peut également conduire à la transformation des certaines procédures de production des informations sanitaires par ces organisations, ainsi que les valeurs qui sous-tendent l'utilisation de ces informations sanitaires. Cependant pour que ces transformations secondaires à l'adoption partielle du SSE soient plus concluantes, il serait toutefois nécessaire et approprié de tenir compte de la complexité de la configuration organisationnelle dans laquelle évoluent actuellement les systèmes de santé des pays en développement en général et celui d'Haïti en particulier. Le corolaire de cette compréhension étant de créer ou de renforcer les interrelations entre les différentes entités supraorganisationnelles qui interviennent en leur sein.

## RÉFÉRENCES

Alberny, M.-F., et al. (2007). Plan de renforcement et de mise en oeuvre pour le système de surveillance épidémiologique en Haiti. Montréal, Unité de santé internationale (USI).

Alexander, J. (1983). "The modern reconstruction of modern of classical thougt: Talcott Parsons." Theorical logic in sociology **4**(Chapter 2): 8-45.

Auroux, S. (1990). Les notions philosophiques. Encyclopédie philosophique universelle. Paris, Presse Universitaire de France.

Béland, F. (1989). "Propositions pour une reconstruction des composantes des rôles de malade et de médecins dans la sociologie de Parsons " Sociologie et sociétés **21**(1): 165-185.

Bero, L. A., et al. (1998). "Closing the gap between research and practice: an overview of systematic reviews of interventions to promote the implementation of research findings. The Cochrane Effective Practice and Organization of Care Review Group.[see comment]." BMJ **317**(7156): 465-468.

Bourricaud, F. (1955). Eléments pour une sociologie de l'action / introduction et traduction de François Bourricaud. Paris, Plon.

Bourricaud, F. (1977). L'individualisme institutionnel: essai sur la sociologie de Talcott Parsons. Paris, Presses universitaires de France.

Broome, M. E. (2000). Integrative literature reviews for the development of concepts. Concepts developments in nursing. Foundations, Techniques and Applications. 2nd Edition.

CDC (1988). "Guidelines for evaluating surveillance systems." <u>MMWR Morb Mortal Wkly Rep</u> **37 Suppl 5**: 1-18.

Champagne, F., et al. (2009). L'évaluation dans le domaine de la santé: concepts et méthodes. <u>L'évaluation: concepts et méthodes</u>. Montréal, Les presses de l'Université de Montréal.

Chinn, P. and M. Kramer (1991). <u>Theory and Nursing. A systematic approach </u>Saint-Louis, C.V. Mosby.

Choi, B. (2001). "La surveillance épidémiologique au 21ème siècle sous diverses optiques." <u>Maladies chroniques au Canada</u> **19**(4): 1-15.

Contandriopoulos, A.-P., et al. (2005). <u>Savoir préparer une recherche : la définir, la structurer, la financer</u>. Montréal, G. Morin.

Cooper, H. (1998). <u>Synthesizing research. A guide for literaure reviews 3rd Edition.</u>, Sage Publications.

Damanpour, F. (1991). "Organizational Innovation: a meta-analysis of effects of determinants and moderators." <u>Academy of Management Journal</u> **34**(3): 555-590.

de Jong, A., et al. (2003). "The adoption of information technology by self-managing service teams." <u>Journal of service research</u> **6**(2): 162-179.

Declich, S. and A. O. Carter (1994). "Public health surveillance: historical origins, methods and evaluation." <u>Bull World Health Organ</u> **72**(2): 285-304.

Fermanian, J. (2005). "Validation des échelles d'évaluation en médecine physique et de réadaptation: comment apprécier correctement leurs qualités psychométriques." Annales de réadaptation et de médecine physique **48**: 281-287.

Formarier, M. (2009). Approches épistémologique et opérationnelle des concepts Les concepts en sciences infirmières. M. Formarier and J. Jovic. Montréal, Éditions Mallet-Conseil.

Hage, J. and M. Aiken (1970). Social change in complex organizations New York, Random House.

Hart, C. (2001). Reviewing and the research imagination. Doing a literature review, Sage Publication.

Kessler, E. H. and A. K. Chakrabarti (1996). "Innovation speed: a conceptual model of context, antecedents, and outcomes." Academy of Management Review **21**(4): 1143-1191.

Kwon, T. H. and R. W. Zmud (1987). Unifying the fragmented models of information systems implementation. Critical issues in information systems research. R. J. Boland and R. A. Hirschheim. New York, John Wiley.

Leonard-Barton, D. (1988). "Implementation as a mutual adaptation of technology and organization." Research policy **17**(5): 251-267.

Lewis, L. and D. Seibold (1993). "Innovation modification during intraorganizational adoption." Academy of Management Review **18**(2): 322-354.

Lindquist, K. and J. Mauriel (1989). Depht and breadth in innovation implementation: the case of school-based management. Research on the management of innovation. A. Van de Ven, H. L. Angle and M. S. Poole. New York, Harper and Row: 561-582.

Machi, L. A. and B. T. McEvoy (2009). The literature review, six steps to success, Corwin Press.

Mahler, A. and E. M. Rogers (1999). "The diffusion of interactive communication innovations and the critical mass: the adoption of telecommunications services by German Banks." Telecommunications policy **23**(10-11): 719-740.

Marcus, A. and M. Weber (1989). Externally-induced innovation. Research on the management of innovation: the minnesota studies. A. Van de Ven, H. L. Angle and M. S. Poole. New york, Harper and Row: 537-559.

Marino, K. E. (1982). "Structural correlationsof affirmative action compliance." Journal of management **8**: 75-93.

McNabb, S. J., et al. (2002). "Conceptual framework of public health surveillance and action and its application in health sector reform." BMC Public Health **2**: 2.

Morse, J. M. (1995). "Exploring the theoretical basis of nursing using advanced techniques of concept analysis." Advances in nursing science **17**(3): 31-46.

Morse, J. M., et al. (1996). "Criteria for concept evaluation." Journal of advanced nursing **24**: 385-390

OMS (2001). Stratégie régionale pour les maladies transmissibles 1999-2003: surveillance intégrée de la maladie en Afrique. Génève, Bureau régional de l'Afrique.

OMS (2003). Issues in Health information: National and subnational informations systems. Génève, World Health Organization: 30 p.

OMS (2009). "Profil pays - Haiti; http://www.who.int/countries/hti/fr/." Retrieved March, 5, 2009.

Parsons, T. (1961). Theories of society. Foundations of modern sociological theory. Glencoe, Ill.,, Free Press.

Pelz, D. C. (1985). "Innovation complexity and the sequence of innovating stages." Science communication 6(3): 261-291.

Ridley, D. (2008). The literature review : a step-by-step guide for students. London ; Thousand Oaks, Calif., SAGE.

Robertson, T. (1971). Innovative behavior and communication. New York, Holt, Rinehart and Winston.

Rocher, G. (1969). Introduction à la sociologie générale. Ville LaSalle, Québec, HMH.

Rocher, G. (1972). Talcott Parsons et la sociologie américaine Paris, Presses Universitaires de France.

Rocher, G. and F. Béland (1989). "Pour relire Talcott Parsons... ." Sociologie et sociétés 21(1): 5-10.

Rodgers, B. L. (2000). Philosophical foundations of concept development. Concept development in nursing. Foundations, Techniques and Applications. 2nd Edition

Rogers, E. M. (2003). Diffusion of innovations. New York ; Toronto, Free Press.

Rogers, E. M. and F. Shoemaker (1971). Communication of innovation: a cross-cultural approach. New york, The free press.

Seale, C. (1999). The quality of qualitative research. London ; Thousand Oaks, Calif., SAGE.

Shepard, H. (1967). "Innovation-Resisting and innovation producing organizations." Journal of business **40**(4): 470-477.

Sicotte, C., et al. (1998). "A conceptual framework for the analysis of health care organizations' performance." Health Services Management Research **11**(1): 24-41; discussion 41-28.

Sicotte, C., et al. (2005). Analyse de la conception logique d'un dossier patient partageable. Montréal, GRIS, Université de Montréal.

Sicotte, C., et al. (2004). Réseaux en convergence: télécommunications des données cliniques et réseaux intégrés de soins. Montréal, GRIS, Université de Montréal.

Teutsch, S. M. and R. E. Churchill (2000). Principles and practice of public health surveillance. Oxford ; Toronto, Oxford University Press.

Thompson, S. H. T., et al. (2007). "The adoption and diffusion of human resources information systems in Singapore." Asia Pacific Journal of Human Resources **45**(1): 44-62.

Tushman, M. L. and R. R. Nelson (1990). "Introduction: technology, organizations, and innovation." Administrative science quarterly **35**(1): 1-8.

Valenciano, M., et al. (2004). "Strengthening early warning function of surveillance in the Republic of Serbia: lessons learned after a year of implementation." Euro Surveill **9**(5): 24-26.

Van de Ven, A. and E. M. Rogers (1988). "Innovations and organizations: critical perspectives " Communication Research **15**(5): 632-651.

Van de Ven, A. H., et al. (1989). Research on the management of innovation : the Minnesota studies. New York Grand Rapids, Harper & Row ; Ballinger Division.

White, M. and S. M. McDonnell (2000). Public health surveillance in Low- and Middle-Income countries. Principles and Practice of Health Surveillance. S. M. Teutsch and R. E. Churchill. New York, Oxford University Press: 287-315.

Wilson, J. (1966). Innovation in organization: notes toward a theory. Pittsburgh, University of Pittsburgh presse

Yin, R. K. (2003). Applications of case study research. Thousand Oaks, Sage Publications.

Zaltman, G. and G. Brooker (1971). A new look at the adoption process, Northwestern University.

Zaltman, G., et al. (1973). Innovations and organizations. N.Y., Toronto,, Wiley.

Zmud, R. W. (1982). "Diffusion of modern software practices: influence of centralization and formalization " Management Science 28(1421-1431).

**ANNEXES**

Grille de mesure pour l'évaluation du niveau d'adoption du projet de renforcement de la surveillance épidémiologique

1- Disposez-vous de toutes les informations relatives aux données sanitaires dont vous avez besoin?

2- À votre avis, le MSPP dispose t-il de toutes les informations dont il a besoin?

3- Disposez-vous de toutes les informations nécessaires pour suivre et évaluer les résultats de vos interventions et l'état de santé de la population desservie?

4- Pensez-vous que le MSPP dispose de toutes les informations nécessaires pour le suivi et l'évaluation des résultats des programmes (projets) et de l'état de santé de la population haïtienne?

5- Est-ce qu'il est possible de prendre des décisions à partir des données ou des informations sanitaires dont vous disposez? Pourriez-vous nous donner quelques exemples pour lesquels les informations étaient disponibles ou non?

6- Pensez-vous que le MSPP dispose des informations nécessaires pour la prise de décisions?

7- Si vous disposiez d'un financement additionnel de 1 000 000 $ US, quel pourcentage de cette somme seriez-vous prêt à attribuer dans les différents domaines techniques suivants :
    *a- Consacrer plus de ressources aux différentes activités que vous réalisez actuellement?*
    *b- Augmenter l'offre de services actuelle?*
    *c- Améliorer votre système d'information?*
    *d- Offrir de nouveaux services?*
    *e- Améliorer la qualité des services actuellement offerts?*

8- Selon vous, jusqu'à quel point est-il nécessaire que les différents partenaires soient impliquées dans le développement du SSE (1 : non nécessaire, 2 : souhaitable mais non indispensable, 3 : fortement souhaitable, 4 : essentiel)

- DELR          1    2    3    4
- UPE           1    2    3    4
- UCC           1    2    3    4
- PNLT          1    2    3    4
- DPEV          1    2    3    4
- DSF           1    2    3    4
- OMS           1    2    3    4
- CDC           1    2    3    4
- PALIH         1    2    3    4
- IHE              1    2    3    4
- MSH           1    2    3    4
- Fonds mondial  1    2    3    4
- ICC           1    2    3    4
- MEASURE       1    2    3    4
- Coop. Cubaine 1    2    3    4

9- Comment entrevoyez-vous l'organisation d'un SSE fonctionnel en Haïti?
- *Intégration : intégré au SIS versus non-intégré ?*
- *Exécution : MSPP vs Paragouvernemental vs Académique/recherche vs ONG ?*
- *Financement : Public intégré vs Public spécifique vs Bailleurs vs Mixte ?*

10- Comment entrevoyez-vous les caractéristiques du processus de la surveillance épidémiologique national en Haïti ?
- *Personnel d'exécution des soins vs Personnel spécifique ?*

- *Méthode de détection : active vs passive vs les deux ?*
- *Rapidité de transfert de l'information et de la réponse : information urgente et investigation urgente vs information de routine et analyse périodique vs les deux ?*
- *Décentralisation : centralisé vs décentralisé vs balancé ?*

11- À votre avis, quel serait l'objet de la surveillance épidémiologique national ?

*Quelques maladies éradicables ou à fort potentiel endémique / Une liste de maladies prioritaires / L'ensemble des maladies transmissibles / L'ensemble des événements de santé / L'ensemble des événements et déterminants de la santé ?*

12- Comment entrevoyez-vous le rôle et l'implication de votre organisation dans le système de surveillance épidémiologique que l'on voudrait implanter ?

13- Comment voyez-vous l'introduction d'un nouveau système de surveillance épidémiologique dans la gestion de l'information sanitaire en Haïti ?

14- Comment appréhendez-vous dans cette nouvelle dynamique organisationnelle?

15- Quel rôle est ce que votre organisation pourrait jouer dans ce SSE ?

16- Avez-vous des attentes vis-à-vis de ce SSE? Si oui, quelles sont ces attentes ?

17- Comment appréhendez-vous la mise en commun des informations sanitaires de votre organisation au sein d'un SSE plus large et plus ouvert à d'autres organisations ?

18- Comment entrevoyez-vous le fonctionnement de ce système de surveillance ?

19- Quel type d'informations sanitaires seriez-vous prêt à fournir et à partager dans le cadre d'un SSE plus global ?

20- Quel est le volume d'informations sanitaires que vous seriez prêts à fournir ?

21- Quelles sont les ressources que vous seriez-vous prêts à engager dans le cadre de ce SSE ?

22- Pensez-vous que les buts qui guident votre organisation dans le traitement de l'information sanitaire sont conformes à ceux des autres organisations ou des promoteurs du SSE? Si oui, comment? Si non, pourquoi?

23- Pensez-vous que les normes et valeurs qui guident votre organisation dans le traitement de l'information sanitaire sont partagées par d'autres organisations ou par les promoteurs du SSE ? Si oui, comment? Si non, pourquoi? [on fait allusion à l'utilisation des mêmes ressources humaines par exemple]

24- Pensez-vous que ce projet de collaboration interorganisationnelle menace l'autonomie ou les frontières de votre organisation ?

25- À votre avis quels mécanismes pourrait-on utiliser pour favoriser et stabiliser cette coopération ?

26- À votre avis, quels sont les facteurs contextuels déterminants pouvant être pris en considération pour la mise en place de ce système ?

Tableaux expliquant l'articulation fonctionnelle entre les différents systèmes d'action sociale

Tableau 5: Caractéristiques des fonctions de rationalité des systèmes d'action investigués

| Systèmes d'action | Fonction rationnelle |
|---|---|
| Directions centrales du MSPP | - Définir le profil épidémiologique national<br>- Prendre des décisions basées sur les données de surveillance épidémiologique des problèmes majeurs de santé publique<br>- Fournir régulièrement le SIS en informations épidémiologiques<br>- Secondairement évaluer les programmes nationaux du MSPP |
| Fonds Mondial | - Définir les tendances évolutives de la malaria, la tuberculose et du VIH/Sida<br>- Apprécier et accroître la fonctionnalité des structures de santé, des programmes nationaux et des ONG qu'ils appuient<br>- Assurer la survie organisationnelle à travers la démonstration et la justification de leurs activités auprès de leurs bailleurs de fonds |
| OPS/OMS | - Prendre des décisions basées sur la surveillance des maladies du PEV et de certaines maladies à déclaration obligatoire en assurant le contrôle, l'élimination ou l'éradication de ces maladies<br>- Renforcer la surveillance épidémiologique nationale |
| CDC/PLAN Haïti/IHE | - Prendre des décisions basées sur la surveillance clinique et biologique des IST/VIH/Sida<br>- Apprécier et accroître la fonctionnalité des structures de santé, des programmes nationaux et des ONG qu'ils appuient<br>- Assurer la survie organisationnelle à travers la démonstration et la justification de leurs activités auprès de leurs bailleurs de fonds |
| MSH/USAID | - Assurer le suivi et la gestion des programmes et projets qu'ils mettent en place<br>- Disposer d'informations exhaustives sur l'ensemble des activités sanitaires réalisées dans les directions départementales<br>- Assurer et accroître la fonctionnalité des structures qu'ils appuient |
| PALIH | - Assurer et accroître la fonctionnalité des structures qu'ils appuient<br>- Prendre des décisions basées sur la surveillance épidémiologique des IST/VIH/Sida |
| MEASURE EVALUATION | - Définir le profil sanitaire et épidémiologique de la population<br>- Accroître la fonctionnalité d'une base de données informationnelle à l'échelle nationale (HSIS) |
| ICC | - Accroître la fonctionnalité d'une base de données à l'échelle nationale pour la surveillance de la TB et sur la co-infection TB/VIH.<br>- Accroître les activités de prise en charge des malades TB dans les centres de prestation du PNLT |

Tableau 6: Caractéristiques des fonctions de production des systèmes d'action investigués

| Systèmes d'action | Fonction de production |
|---|---|
| Directions centrales du MSPP | - Volume : Informations épidémiologiques (+++), statistiques vitales et de services (+/-)<br>- Nature : Informations épidémiologiques sur les problèmes majeurs de santé publique et leurs facteurs de risque associés<br>- Qualité : Peu de procédures usuelles pour assurer la qualité des informations<br>- Faible complétude des rapports : recherche active dans les directions départementales<br>- Processus de production uniformisé effectué à chacun des niveaux de la pyramide sanitaire, avec une forte capacité analytique et d'utilisation des informations sanitaires au niveau central. Par contre noyau du système d'agrégation et de traitement se retrouverait au niveau des DDS. |
| Fonds Mondial | - Volume : Informations sur les ressources, statistiques de services (+++) et informations épidémiologiques (+/-)<br>- Nature : Informations sanitaires portant juste les IST/VIH/Sida, la tuberculose et la malaria<br>- Qualité : Contrôle de la qualité des IS non systématique et se fait de façon épisodique dans les institutions qui fournissent les données de santé;<br>- Complétude des rapports assurée, car les décaissements subséquents sont conditionnés par la fourniture des rapports<br>- Processus de production et de traitement basés sur une liste d'indicateurs propres au fonds mondial assuré par les sous récipiendaires; transmises mensuellement et trimestriellement au fonds qui en fait la consolidation et la diffusion aux partenaires et au bailleur principal |
| OPS/OMS | - Volume : Informations épidémiologiques (+++); Informations de service notamment sur la gestion des vaccins (+/-),<br>- Nature : Informations partielles issues de tous les sites sentinels de surveillance du pays<br>- Qualité : Existence et pratique non systématique de procédures pour assurer la qualité des informations<br>- Complétude des rapports : Recherche active et passive des IS à partir de toutes les institutions de santé, mais principalement à partir des sites sentinels |

| | |
|---|---|
| | - Processus : Compilation et traitement des informations sur un logiciel développé par l'OMS/OPS avec production d'un bulletin de surveillance régional. Les outils de collecte sont le rapport mensuel intégré du MSPP, la fiche de notification des maladies immunocontrôlables et les fiches d'investigation. À partir de ces sources, la base de données du PEV est alimentée avec l'appui d'une infirmière responsable dans les départements. |
| CDC/PLAN Haïti/IHE | - Volume : Informations de services et de ressources (+++) sur MESI et informations épidémiologiques (+++) sur EMR<br>- Nature : Informations sur les IST/VIH/Sida collectées dans tous les sites CDV, PTME et tous les centres de prise en charge même ceux des ONG internationales (PIH, GHESKIO) pour EMR<br>- Qualité : Existence, mais pratique non systématique des mécanismes de contrôle de la qualité<br>- Complétude : assurée par un système d'information informatisé (MESI) qui est fonctionnel à partir des structures qui fournissent les informations.<br>- Processus : Les informations sanitaires sont directement postées sur le site de MESI ou à l'IHE qui les achemine sur le site. Des analyses d'écart entre ce qui est prévu et ce qui est réalisé est effectuée à l'IHE. Les résultats de ces analyses sont directement envoyés sur MESI. Pour EMR, les données sanitaires sont directement saisies dans les sites de prise en charge et sont acheminés vers un serveur central où se font le traitement, l'analyse et la diffusion des IS. |
| MSH/USAID | - Volume : Informations de services et de ressources (+++), infos épidémiologiques (+/-)<br>- Nature : Informations globales issues du rapport mensuel d'activités de chaque direction départementale de la santé. Couverture informationnelle concerne les activités de MSH et de tous les autres acteurs organisationnels qui interviennent dans les directions départementales.<br>- Qualité : Systématisation des supervisions pour le contrôle de la qualité<br>- Complétude : assurée par la présence d'un représentant de MSH dans les directions départementales<br>- Processus : Informations collectées à travers les différentes sources contenant des indicateurs spécifiques pour MSH. Agrégation faite dans les DDS ou dans les bureaux centraux des ONG et des structures de santé que MSH appuie. |

| | |
|---|---|
| PALIH | - Volume et nature: Informations épidémiologiques surtout biologiques sur les IST/VIH/ Sida, informations (+++) et statistiques de services (+/-)<br>- Qualité : Existence et pratique de procédures usuelles d'assurance de la qualité des services<br>- Complétude moyenne<br>- Processus : informations sont issues des CDV, sites ARV et PTME mis en place dans lesquels formulaires spécifiques de PALIH sont complétés et transmis directement à PALIH. Système de transmission de l'information est informatisé. Agrégation, traitement et analyse des IS se font à PALIH qui les transmet aux autres partenaires |
| MEASURE EVALUATION | - Volume et nature : Informations de services et de ressources (+++), infos épidémiologiques (+/-)<br>- Qualité : Pas de procédures usuelles pour assurer la qualité des données<br>- Complétude : Recherche active des IS à partir des directions départementales<br>- Processus : Compilation et traitement sur l'application HSIS. HSIS renferme les rubriques du rapport mensuel et est installé dans les ordinateurs des bureaux départementaux. Transmission des données dans certaines directions centrales du MSPP. Production d'un rapport annuel de compilation des données |
| ICC | - Volume et nature : Informations épidémiologiques essentiellement (+++)<br>- Qualité: Existence et pratiques systématiques de mesures pour assurer la qualité des informations<br>- Complétude : Recherche active des IS à partir des institutions de prestation du PNLT<br>- Processus : compilation et transmission électronique au niveau central de ICC. Analyse des tendances est faite au niveau central à travers le logiciel Epi Data. Transmission des infos est par la suite faite au PNLT et aux bailleurs. |

Tableau 7: Caractéristiques des fonctions d'adaptation à l'environnement des systèmes d'action investigués

| Systèmes d'action | Fonction d'adaptation |
|---|---|
| Directions centrales du MSPP | - Sources : Directions départementales de la santé<br>- Financement : MSPP/BID, MSPP<br>- Expertise technique : USI; PALIH; OPS/OMS<br>- Interactions organisationnelles : DELR, UPE, LNSP, UCC, DSF, PNLT, DDS, Structures de santé de la base<br>- Acteurs visés : Les directions centrales concernées, les ONG, les agences et organisations internationales<br>- Couverture : Couverture nationale pour toutes les maladies et événements de santé à mettre sous surveillance<br>- Stabilité et durabilité : Structures internes du MSPP |
| Fonds Mondial | - Sources : 54 institutions de santé (publiques, privées, mixtes); ONG nationales et internationales; DDS; et au moins le PNLT<br>- Financement : Fonds mondial Genève<br>- Expertise technique : USAID, CDC et OMS (+/-)<br>- Interactions organisationnelles : (PEPFAR, FNUAP, PALIH : Sida); (USAID, MSH : TB); (UCC, PNLT, Programme Malaria, DELR : financement)<br>- Acteurs visés : CCM, Fonds Mondial Genève<br>- Couverture : Sida, Malaria, TB sur toute l'étendue du territoire<br>- Stabilité et durabilité : Projet finissait en 2009 |
| OPS/OMS | - Sources : Toutes les institutions publiques et particulièrement les sites sentinels de référence.<br>- Financement : Bureau central et régional OPS/OMS<br>- Expertise technique : Bureau régional OMS/OPS<br>- Interactions organisationnelles : DPEV, UNICEF<br>- Acteurs visés : Bureau régional de l'OPS, DPEV, DELR, UPE, UNICEF<br>- Couverture : couverture nationale de toutes les maladies du PEV et certaines MDO<br>-Stabilité et durabilité : projet majeur de l'OMS (+++) |
| CDC/PLAN Haïti/IHE | - Sources : Les structures publiques, privées ou mixtes qui offrent des services de PTME, CDV et les centres ARV<br>- Financement : programme PEPFAR<br>- Expertise technique : IHE, NASTAD, Firme High Tech<br>- Interactions organisationnelles : UCC, DELR (+/-), OMS, PALIH, Fonds Mondial, les ONG (MSH, CDS, GHESKIO, PIH, CRS, Pillon)<br>- Acteurs visés : Agence de coopération internationale américaine<br>- Couverture : couverture nationale en dehors de l'Artibonite (128 sites pour MESI) et appuie financier direct de 2 directions centrales, 7 DDS et 26 institutions du ministère.<br>- Stabilité et durabilité (+/-) : projet se terminait en 2009 |

| | |
|---|---|
| MSH/USAID | - Sources : Tous les bureaux des directions départementales, ONG, structures de santé (76), les zones ciblées<br>- Financement : USAID (+++), PEPFAR<br>- Expertise technique : USAID<br>- Interactions organisationnelles : Tous les acteurs qui interviennent dans les départements (Fonds mondial, PALIH, PEPFAR, les autres ONG)<br>- Acteurs visés : MSH international et USAID<br>- Couverture : Santé de la reproduction, VIH/Sida, présents dans les 10 départements<br>-Projet HS 2007 de 4 ans finissait en 2007, nouveau projet en cours de démarrage et continu.<br>- Durabilité (++) structure importante de la coopération américaine |
| PALIH | - Sources : Bureau de la direction départementale; UCS; ONG et structures de santé publiques et privées offrant des services de PTME, CDV et les centres ARV du département de l'Artibonite<br>- Financement : ACDI<br>- Expertise technique : ACDI, OMS<br>- Interactions organisationnelles : Fonds Mondial, PEPFAR, les différentes ONG locales présentes dans le département de l'Artibonite<br>- Acteurs visés : ACDI, DELR, UCC, DDS et autres ONG du département<br>- Couverture : Projet concerne essentiellement IST et VIH/Sida et intervient seulement dans un département<br>- Stabilité et durabilité : Projet majeur de la coopération et continu dans la deuxième phase (PALIH 2) |
| MEASURE EVALUATION | - Sources : Tous les bureaux des directions départementales<br>- Financement: USAID<br>- Expertise technique : DELR (informaticien), MSH, USAID et partenaires (Université de North Carolina, Institut de recherche et de formation John Snow, École de santé publique de l'Université de Tulane), CDC<br>- Interactions organisationnelles : USAID, DELR, UPE<br>- Couverture : Toutes les maladies et événements de santé, les dix directions départementales de la santé<br>- Stabilité et durabilité : projet fini en 2009 |
| ICC | - Sources : Institutions de prestation du PNLT, Directions départementales de santé, bureaux départementaux de ICC<br>- Financement : Fonds Mondial, USAID, ICC USA<br>- Expertise technique : ICC USA<br>- Interactions organisationnelles : PNLT, USAID, Fonds mondial, UCC, CARE et CDS<br>- Acteurs visés : PNLT, Fonds Mondial (+++)<br>- Couverture : couverture nationale de toutes les activités de lutte conte la TB et la co-infection TB/VIH<br>- Stabilité et durabilité (+++) existe depuis 1967 en Haïti |

Tableau 8: Caractéristiques des fonctions normatives des systèmes d'action investigués

| Systèmes d'action | Fonction normative |
|---|---|
| Directions centrales du MSPP | - Faible voire absence d'utilisation des informations pour la prise de décision<br>- Pas de personnel spécifique dédié à la surveillance épidémiologique; Projet de formation de cohortes d'épidémiologistes à travers un cursus complet en gestion/évaluation de projets, en épidémiologie de terrain et en informatique.<br>- Utilisation des ressources humaines actuellement disponibles dans les directions départementales (clercs statisticiens, épidémiologistes départementaux…) |
| Fonds Mondial | - Habitude de traitement, de consolidation de l'IS selon leur besoin<br>- Présence d'un personnel spécifique pour la gestion des IS<br>- Culture d'utilisation des informations sanitaires à visée de planification programmatique (ex. utilisation des informations pour la poursuite ou la non-poursuite de l'appui financier octroyé aux structures de santé sous-récipiendaires) |
| OPS/OMS | - Habitude de collecte, de traitement, d'analyse, de diffusion de l'IS<br>- Présence d'un personnel spécifique pour la gestion des IS et la surveillance épidémiologique<br>- Culture d'utilisation des informations sanitaires (ex. initiation ou l'intensification des campagnes de vaccination) |
| CDC/PLAN Haïti/IHE | - Habitude de collecte, de traitement, d'analyse, de diffusion de l'IS<br>- Présence d'un personnel spécifique pour la gestion des IS<br>- Culture d'utilisation des informations sanitaires (ex. le processus de renouvellement du soutien financier et logistique qu'ils apportent aux structures de santé qu'ils appuient) |
| MSH/USAID | - Habitude de collecte, de traitement, d'analyse, de diffusion de l'IS<br>- Présence d'un personnel spécifique pour la gestion des IS<br>- Culture d'utilisation des informations sanitaires (ex. décisions et actions prises sur la base de IS pour la continuation de l'appui offert aux organisations de santé) |
| PALIH | - Habitude de collecte, de traitement, d'analyse, de diffusion de l'IS<br>- Présence d'un personnel spécifique pour la gestion des IS. C'est un volet majeur du projet<br>- Culture d'utilisation des informations sanitaires (ex. décisions et actions prises sur la base de IS pour la continuation de l'appui offert aux organisations de santé) |
| MEASURE EVALUATION | - Habitude de collecte, de traitement, d'analyse, de diffusion de l'IS<br>- Présence d'un personnel spécifique pour la gestion des IS (2 personnes) |
| ICC | - (ICC) Habitude de collecte, de traitement, d'analyse, de diffusion de l'IS<br>- Présence d'un personnel spécifique pour la gestion des IS et la surveillance<br>- Culture d'utilisation des informations sanitaires : (ex. processus de suivi des différentes actions initiées dans le cadre du PNLT |

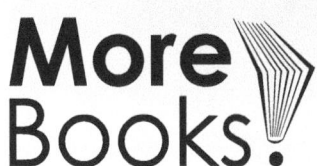
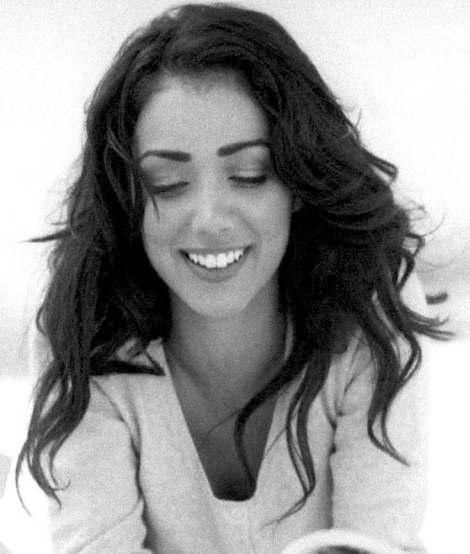

Oui, je veux morebooks!

# I want morebooks!

Buy your books fast and straightforward online - at one of the world's fastest growing online book stores! Environmentally sound due to Print-on-Demand technologies.

## Buy your books online at
## www.get-morebooks.com

Achetez vos livres en ligne, vite et bien, sur l'une des librairies en ligne les plus performantes au monde!
En protégeant nos ressources et notre environnement grâce à l'impression à la demande.

## La librairie en ligne pour acheter plus vite
## www.morebooks.fr

VDM Verlagsservicegesellschaft mbH
Heinrich-Böcking-Str. 6-8　　　　　　　　　　　　info@vdm-vsg.de
D - 66121 Saarbrücken　　Telefax: +49 681 93 81 567-9　　www.vdm-vsg.de

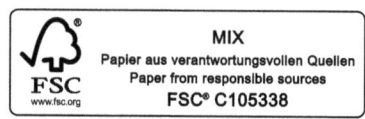

Printed by Books on Demand GmbH, Norderstedt / Germany